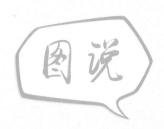

图说

脑卒中自我管理

主　编　张福春

副主编　周正宏　贾　珂

主　审　戴　轶　刘　伟

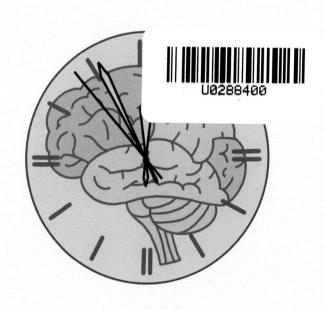

U0288400

人民卫生出版社
·北京·

图书在版编目(CIP)数据

图说脑卒中自我管理 / 张福春主编 . -- 北京:人民卫生出版社,2022. 1

ISBN 978-7-117-32758-9

Ⅰ.①图… Ⅱ.①张… Ⅲ.①脑血管疾病 - 防治 - 普及读物 Ⅳ.① R743-49

中国版本图书馆 CIP 数据核字(2022)第 001253 号

人卫智网	**www.ipmph.com**	医学教育、学术、考试、健康,购书智慧智能综合服务平台
人卫官网	**www.pmph.com**	人卫官方资讯发布平台

图说脑卒中自我管理
Tushuo Naocuzhong Ziwo Guanli

主　　编:张福春

出版发行:人民卫生出版社(中继线 010-59780011)

地　　址:北京市朝阳区潘家园南里 19 号

邮　　编:100021

E - mail:pmph @ pmph.com

购书热线:010-59787592　010-59787584　010-65264830

印　　刷:北京顶佳世纪印刷有限公司

经　　销:新华书店

开　　本:889 × 1194　1/32　印张:4.5

字　　数:113 千字

版　　次:2022 年 1 月第 1 版

印　　次:2022 年 2 月第 1 次印刷

标准书号:ISBN 978-7-117-32758-9

定　　价:50.00 元

打击盗版举报电话:010-59787491　E-mail:WQ @ pmph.com

质量问题联系电话:010-59787234　E-mail:zhiliang @ pmph.com

序　言

　　北京市海淀医院曾接诊过一位急性脑卒中老年患者，经过评估以后需要立即进行静脉溶栓治疗，虽经医生反复动员说明，患者及其爱人却仍拒绝了这一重要的急救措施，从而延误病情救治……两位倍感挫折的年轻医生，把他们的亲历用漫画的形式表达出来，用以警醒和促进公众对脑卒中医学相关知识的了解和普及。我真心为这些年轻人的爱岗敬业精神所感动，也为他们不拘一格的灵动创意而拍手叫好。

　　我所了解的海淀医院神经内科的医生们，充满了工作热情和职业理想，并用自己的聪明才智和真诚服务，赢得了无数患者的感激和信任。周正宏、贾珂两位年轻医生身上体现的，正是这个群体精神的缩影。《图说脑卒中自我管理》从日常的临床实践中来，凝聚了两位年轻人的热情和睿智，将对进一步提升公众的医学科普知识，发挥更大、更广泛的作用，让更多的老百姓能够了解和掌握神经内科特别是脑卒中的健康科普知识，管理好自己的身体健康和大脑健康，为实现"健康中国"的宏伟目标而共同努力！

樊东升

2021 年 12 月

前　言

　　脑血管病是一类常见病、多发病,严重危害人类健康。由于其起病突然、临床表现多样,患者和家属在面临突发状况时常常不知所措,本科普书通过浅显易懂的语言、生动形象的图画,向读者揭开脑血管病的神秘面纱,帮助大家更好地发现、诊断、治疗以及预防脑血管病。

　　海淀医院于 2019 年年底建立微信公众号"周周有珂普",我们整理出脑血管病相关内容,进行补充、改进、汇编,形成《图说脑卒中自我管理》科普图书。本书共分为三个部分:诊断篇、检查篇、治疗篇,其中又细分为 25 个小节,将临床常见的问题进行分析,对大家常有的疑惑进行解答,适合脑血管病患者及其家属,以及所有感兴趣的人群阅读。

　　我们做科普的初衷是在临床工作中经常发现,有些在医生看来简单、顺理成章的问题,对很多患者和家属来说,并不是那么清晰明了,比如什么症状提示患有急性脑血管病、需要尽快去医院就诊,又比如可疑脑血管病时在急诊查头部 CT 还是头部 MRI(磁共振),再比如静脉溶栓治疗适合什么情况、有什么作用,等等。因此,我们将这些疑虑以医生和患者情景对话的形式展现出来,想患者之所想,急患者之所急,希望通过我们这小小的努力,能够让更多人有大大的获益。在编写过程中,我们以脑血管病防治最新的指南、共识等作为参考,加以思考、归纳、总结、提炼,力求内容科学、真实、全面、实用。

　　感谢戴轶副院长、刘伟主任、唐晓梅副主任及我们神经内科团队的支持,一起为我们的梦想不断努力! 在此深表谢意!

　　由于经验不足和水平有限,以及医学的不断发展进步,书中可能有不当之处,我们诚挚地希望广大读者提出批评并给予指正。

周正宏　贾　珂

2021 年 12 月

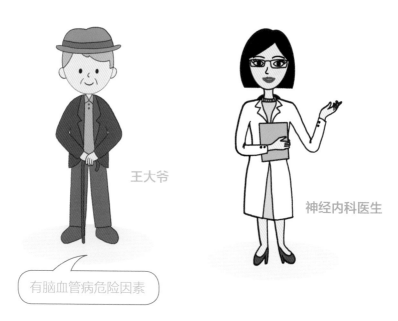

王大爷

神经内科医生

有脑血管病危险因素

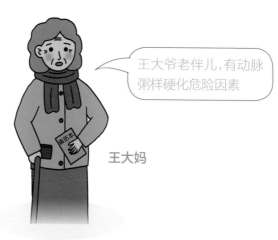

王大爷老伴儿,有动脉粥样硬化危险因素

王大妈

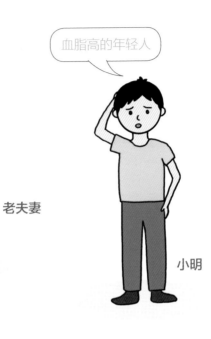

血脂高的年轻人

小明

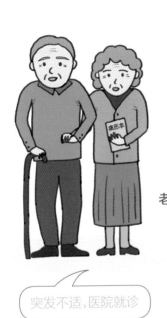

老夫妻

突发不适,医院就诊

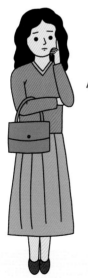

小美母亲

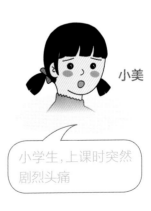

小美

小学生,上课时突然
剧烈头痛

目 录 /

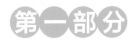

第一部分
诊断篇

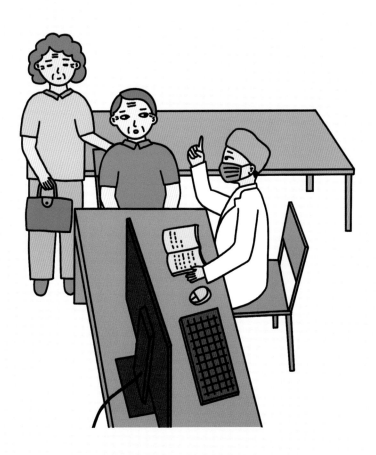

1. 脑血管病识别早知道

情景回放

　　阳光明媚的春天,王大爷在公园散步时,突然出现左边胳膊和腿不能活动,摔倒在地。周围热心的群众赶紧上前询问情况,可是王大爷却吐词不清。这可把大家都急坏了。有人说王大爷是脑卒中了,有人说王大爷是心梗了⋯⋯

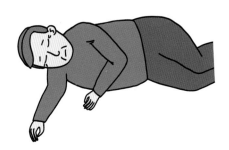

答疑解惑

　　　　　　　王大爷这到底是怎么回事?

 这就是我们常说的"脑卒中"。

 什么是脑卒中?

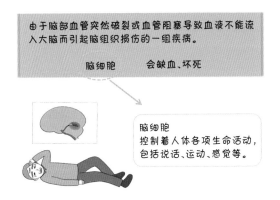

由于脑部血管突然破裂或血管阻塞导致血液不能流入大脑而引起脑组织损伤的一组疾病。

脑细胞　　会缺血、坏死

脑细胞
控制着人体各项生命活动，包括说话、运动、感觉等。

 科普常识

脑卒中早期会有些什么表现？

脑血管病的临床表现会根据颅内具体受损部位，出现不同的症状。

常见的有以下几种情况：

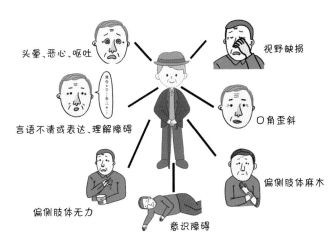

头晕、恶心、呕吐

视野缺损

言语不清或表达、理解障碍

口角歪斜

偏侧肢体无力

意识障碍

偏侧肢体麻木

脑卒中早期识别"120"口诀

1:一侧面瘫

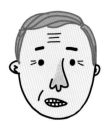

2:两侧肢体(力量、感觉不一样)

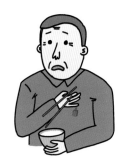

0:聆听讲话(吐词不清,表达、理解困难)

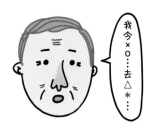

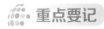 **重点要记**

识别出王大爷是急性脑血管病后,我们该怎么做?

 一旦患者出现脑血管病症状时,请立刻拨打120,送往医院,切勿等待观察,切勿自行服药。

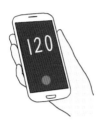

 如果突发脑血管病,在没送往医院前,我可以自己先吃一片阿司匹林吗?

 不可以!常见脑血管病分为出血性和缺血性脑血管病。临床症状相似,不容易区分。在没排除脑出血前,如果吃了阿司匹林,会加重脑出血。

缺血性脑血管病,就是我们常说的脑梗死,可以理解为血管堵了。

出血性脑血管病,就是我们常说的脑出血,可以理解为血管破了。

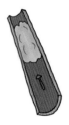 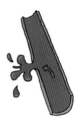

如何快速区分王大爷是脑缺血还是脑出血？

 头部 CT 检查，可以快速区分脑缺血和脑出血。
脑出血在头部 CT 上可以看到明显的白色显影。
脑缺血早期头部 CT 没有明显异常。

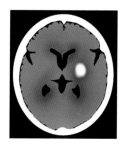 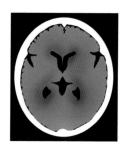

 如果排除了脑出血，头部 CT 能明确是哪个部位梗死了吗？

 脑梗死早期的小病灶，头部 CT 一般不容易看到。

 可以一步到位，直接做头部 MRI 吗？

 急性期建议先做头部 CT，CT 的优势是快，有助于医生快速做出判断，如果时间允许可以再做头部 MRI。

📖 患者笔记

（1）脑血管病早期，一定要尽快排除脑出血，才能进行下一步治疗；

（2）做一个头部 CT 需要 1 分钟左右，做一个头部 MRI 需要 15~20 分钟；

（3）头部 CT 对脑出血的敏感度更高。

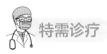

特需诊疗

（1）以下哪些症状可能是脑血管病早期的表现？（多选题）

    A. 头晕、恶心、呕吐

    B. 视野缺损

    C. 言语不清、表达和理解困难

    D. 一侧肢体无力、麻木

    E. 口角歪斜

    F. 意识障碍

（2）早期区分缺血性脑血管病和出血性脑血管病,首选什么检查?（单选题）

    A. 头部 CT   B. 头部 MRI

    C. 胸片   D. 心电图

答案:（1）ABCDEF；（2）A

2. 不可不知的脑卒中绿色通道

情景回放

　　阳光明媚的春天,王大爷在公园散步时,突然出现左边胳膊和腿不能活动,摔倒在地。周围热心的群众赶紧上前询问情况,可是王大爷却吐词不清。有人识别出王大爷这是脑卒中了!

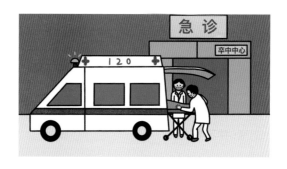

答疑解惑

王大爷下一步该怎么办呢?

 识别出脑卒中后,下一步就该启动脑卒中绿色通道了。

 什么是脑卒中绿色通道?

 患者家属可以手持"脑卒中绿色通道"牌,缴费、检查无需排队,均可优先完成,尽可能节省时间。

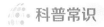 **科普常识**

脑卒中绿色通道

① 打电话

当识别出患者是脑卒中后,应该立刻拨打 120 或者 999 急救电话,将患者送往卒中地图医院。

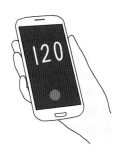

② 卒中地图医院

卒中地图医院由数家具有脑卒中溶栓能力的医院、1 个质控中心、120 和 999 急救网络串联组成,形成覆盖北京市的脑卒中快速救治网络。注意:并不是所有医院都具有脑卒中溶栓能力,需提前熟知。

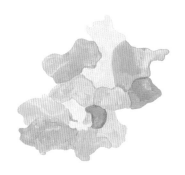

③急诊医生查体,开具化验单

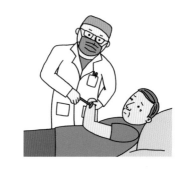

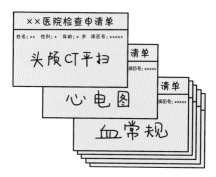

　　到达医院后,分诊护士会引导患者前往神经内科专科就诊,神经内科医生会为患者查体,开具必要的检查单,包括头颅 CT、心电图、血液检查等。

④启动脑卒中绿色通道

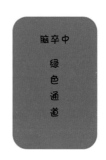

⑤完善头部 CT 和血液检查

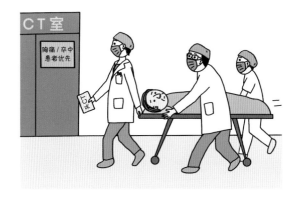

头部 CT 是必须检查项目,有助于医生区分脑出血和脑梗死。
脑出血,在头部 CT 上可见白色显影。

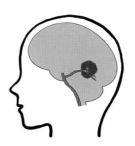 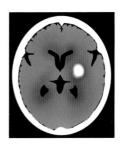

脑梗死,在头部 CT 上无白色显影。

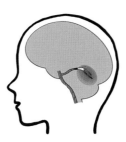 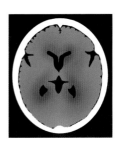

⑥脑梗死知情同意谈话

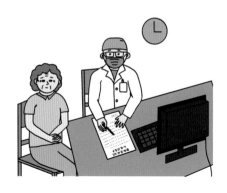

如果根据头部 CT 结果排除脑出血,再结合脑血管病急性期治疗的指南要求,若患者符合静脉溶栓的适应证,且无禁忌证,可与患者家属进行知情同意谈话,并签署知情同意书。

⑦静脉溶栓用药

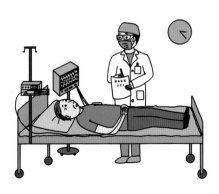

给予静脉溶栓药物,这是一种可以通过静脉输注药物来溶化血栓的治疗方法。

⑧符合条件者血管内治疗

符合血管内治疗指征的患者,可进行血管内治疗。将取栓装置放置在颅内大血管(如颈内动脉、大脑中动脉、椎动脉及基底动脉)闭塞处,将闭塞处急性形成的血栓由导管取出。

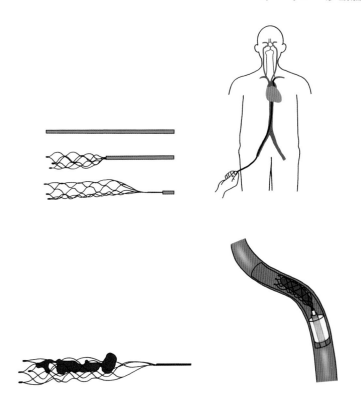

⑨神经内科病房

　　最后一步,患者在家属的陪同下收入神经内科病房脑卒中单元进一步诊治。

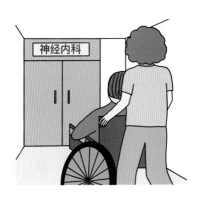

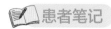 **患者笔记**

时间就是大脑

当出现可疑脑血管病症状时,请立即前往医院,越早进行救治,越能减少神经细胞的损害。

时间就是大脑!

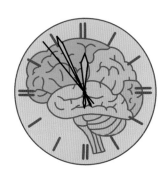

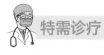 **特需诊疗**

（1）卒中地图包含哪些内容？（多选题）

　　A. 数家具有脑卒中溶栓能力的医院

　　B. 1 个质控中心

　　C. 120 和 999 急救网络

（2）什么检查是静脉溶栓前的必需项目？（单选题）

　　A. 头部 CT 　　　　　　　　B. 头核磁

　　C. 胸片 　　　　　　　　　D. 心电图

答案:（1）ABC;（2）A

3. 明明那么年轻,怎么也逃不过脑卒中

 情景回放

小明今年 36 岁,正是风华正茂的年纪,事业处于上升期,还有一位正在上小学的可爱儿子,小日子过得和和美美。可是有一天,他突然偏瘫,送到医院后被诊断为脑卒中。邻居们议论纷纷。

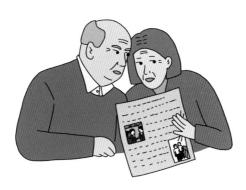

 答疑解惑

 听说隔壁小明脑梗死了!

不会吧!这不是我们老年人得的病吗?怎么年纪轻轻的也犯这病?

青年人也会发生脑梗死。
- 全球每年有 200 万青年人发生脑卒中。

- 据世界卫生组织最新调查显示,青年脑卒中的年发病率为 5/10 万～40/10 万。
- 在整体脑卒中的人群中,10%～20% 是青年脑卒中患者。

 什么是青年脑卒中?

 指 18～50 岁青年人发生的脑卒中,包括缺血性脑卒中、出血性脑卒中等,缺血性脑卒中更常见且呈上升趋势。

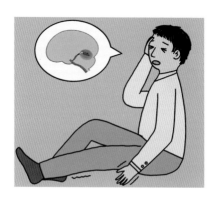

 青年脑卒中和老年人脑卒中的临床表现一样吗?

 临床表现类似。

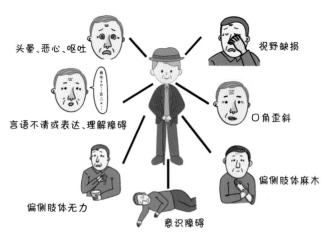

头晕、恶心、呕吐

视野缺损

言语不清或表达、理解障碍

口角歪斜

偏侧肢体无力

偏侧肢体麻木

意识障碍

引起青年人脑卒中的常见原因有哪些？

 早发动脉粥样硬化和传统的血管病危险因素仍然是最常见的原因。

科普常识

青年缺血性脑卒中的原因

①早发动脉粥样硬化

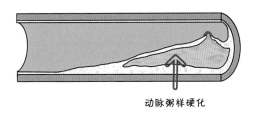

动脉粥样硬化

- 血脂代谢异常
- 吸烟
- 长期中等量或大量饮酒
- 高纤维蛋白原水平
- 高同型半胱氨酸血症

②心源性脑栓塞

- 心脏瓣膜病和心内膜病变
- 心律失常：主要为房颤和病窦综合征
- 心脏手术：手术中空气或脂肪栓塞，人工心脏瓣膜置换术后
- 卵圆孔未闭
- 心脏黏液瘤

③血液成分异常

- 抗磷脂综合征

- 高黏血症
- 蛋白 C 和蛋白 S 缺乏症

④脑血管痉挛

- 脑血管痉挛容易导致脑血流动力学异常,容易导致低灌注
- 青年人患偏头痛时常易合并脑梗死,可能与血管痉挛有关

⑤炎症性动脉病变

主要包括大动脉炎、变态反应性疾病和特异性感染(如梅毒、带状疱疹、疟疾、钩端螺旋体病)、非特异性感染(如系统性红斑狼疮)。

⑥烟雾病

脑底异常血管网病,是一种病因未明的慢性脑血管狭窄或闭塞性疾病。

⑦遗传因素

遗传性疾病是青年脑卒中的少见病因,主要包括线粒体脑肌病伴乳酸酸中毒和卒中样发作、伴脑淀粉样血管病、皮质下梗死及白质脑病的常染色体显性遗传性脑动脉病、家族性 Sneddon 综合征、原发性蛋白 C 及蛋白 S 缺乏、纤维肌层发育不良等。

重点要记

 青年缺血性脑卒中该如何治疗呢?

 急性期治疗,和老年人脑卒中相同,包括静脉溶栓和动脉取栓。

 青年缺血性脑卒中预后如何?

 短期预后较老年患者好,但仍有复发,需规律服药,定期随访。

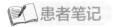 患者笔记

(1)青年人也会得脑卒中;

(2)青年脑卒中需要查找原因;

(3)需要规范服用药物。

 特需诊疗

(1)引起青年脑卒中常见的原因有哪些?(多选题)

    A. 早发动脉粥样硬化

    B. 传统的血管危险因素

    C. 吸烟

    D. 饮酒

    E. 熬夜

(2)青年脑卒中和老年人脑卒中临床表现相似吗?(单选题)

    A. 相似　　　　　　　　B. 不同

答案:(1)AB;(2)A

4. 时好时坏，到底是不是脑卒中

情景回放

  王大爷爱运动，一天早上正在公园跳广场舞，突然出现左边胳膊和腿动弹不了，热心的舞伴们赶紧帮忙拨打了120。可是当急救车赶到时，王大爷肢体力量又恢复了正常。王大爷心想："都完全恢复正常了，我就不去医院了吧。我还想继续跳广场舞呢。"

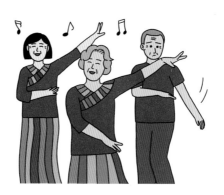

答疑解惑

  王大爷这到底是脑卒中吗？还需要去医院吗？

 必须去医院！并且应该引起高度重视！王大爷可能得了短暂性脑缺血发作。

什么是短暂性脑缺血发作？

 脑、脊髓或视网膜动脉的供血突然出现短暂性可逆的缺血，产生了神经系统临床症状，可自行恢复正常。发作的时间一般不超过半小时。有些患者发作时间非常短，甚至不到一分钟。

高度提示发展为缺血性脑卒中风险大！

短暂性脑缺血发作发病后

7 天：脑卒中发生率高达 8.0% ～ 10.5%；

90 天：脑卒中发生率可达 10.5% ～ 14.6%。

发生严重事件（如死亡、无症状脑梗死等）的可能性为 25.1%，15% ～ 20% 的缺血性脑卒中患者发病前有短暂性脑缺血发作史。

科普常识

 为什么会得短暂性脑缺血发作呢？

 ① 各种原因引起的脑血管严重狭窄，在此基础上血压的急剧波动，导致原来靠侧支血管维持的脑区供血不足，发生一过性缺血；

② 微栓子（动脉粥样硬化不稳定斑块或附壁血栓）脱落、心源性栓子、胆固醇结晶等；

③ 脑血管痉挛；

④ 锁骨下动脉盗血；

⑤ 某些血液疾病，如血小板增多、严重贫血、高凝状态、真性红细胞增多症等。

 短暂性脑缺血发作有哪些表现？

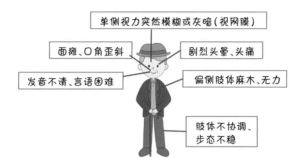

 重点要记

 出现短暂性脑缺血发作的症状时,我该怎么办?

 若出现症状应立即前往急诊室,尽快完善相关检查,开始治疗。

相关检查包括:

- 血液检查:血常规、血糖、凝血功能等。
- 影像学检查:头部 CT、头部 MRI、头颈血管造影(CTA)等。
- 心电图、心脏彩超等。

 如何预测短暂性脑缺血发作发展为脑卒中的风险?

 ABCD 评分系列量表是目前应用最广泛的风险评估方法。

简单地说,预测短暂性脑缺血发作发展为脑卒中的风险,与以下几个因素有关:

- 年龄
- 血压
- 糖尿病
- 临床表现(肢体无力、言语障碍)

● 症状持续时间

 如何治疗短暂性脑缺血发作?

 找出短暂性脑缺血发作的原因,针对病因进行治疗。

比如,如果因动脉粥样硬化引起血管狭窄,可给予抗血小板聚集和降脂稳定斑块等药物或血管内治疗;如果因微栓子脱落,需查找微栓子来源等。

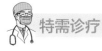 **患者笔记**

（1）短暂性脑缺血发作进展为缺血性脑卒中的风险高,应高度重视;

（2）查找导致短暂性脑缺血发作的原因,规范治疗;

（3）短暂性脑缺血发作属于紧急情况,需尽快就医。

特需诊疗

（1）引起短暂性脑缺血发作常见的原因有哪些?（多选题）

A. 各种原因引起的脑血管严重狭窄

B. 微栓子脱落

C. 脑血管痉挛

D. 锁骨下动脉盗血

E. 某些血管疾病

（2）短暂性脑缺血发作进展为脑卒中的风险大吗?（单选题）

A. 大　　　　　　　　　　B. 不大

答案:（1）ABCDE;（2）A

5. 谁是血管里的小偷

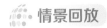

情景回放

　　王大爷最近总是头晕，左侧胳膊稍微活动活动就觉得乏力。测血压，双侧手臂血压还不一样，右侧血压 160/100mmHg，左侧血压 120/70mmHg。

　　王大爷去医院做了头部和颈椎 MRI，都正常。

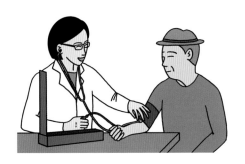

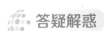

答疑解惑

王大爷还需要做什么检查呢？

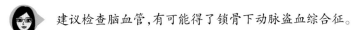
建议检查脑血管，有可能得了锁骨下动脉盗血综合征。

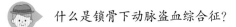
什么是锁骨下动脉盗血综合征？

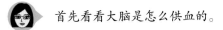
首先看看大脑是怎么供血的。

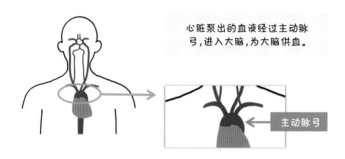

心脏泵出的血液经过主动脉弓,进入大脑,为大脑供血。

主动脉弓

脑动脉盗血综合征

指各种原因引起的主动脉弓及其附近大动脉严重狭窄或闭塞,狭窄远端脑动脉内压力明显下降,因虹吸作用使邻近的其他脑动脉血流逆流,以代偿其供血,被盗血的脑动脉供血显著减少,相应脑组织缺血,出现临床症状。

根据累及血管的不同分为以下几种情况:

① 颈内动脉盗血综合征:一侧颈内动脉闭塞或严重狭窄。

② 椎－基底动脉盗血综合征:椎－基底动脉明显狭窄或闭塞时。

③ 锁骨下动脉盗血综合征:锁骨下动脉或头臂干起始处的近心端狭窄或闭塞(最常见)。

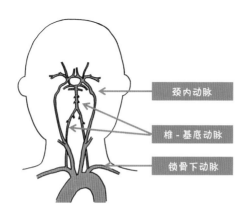

颈内动脉

椎 - 基底动脉

锁骨下动脉

科普常识

锁骨下动脉盗血综合征

我们来看看最常见的锁骨下动脉盗血综合征。

指在锁骨下动脉或头臂干的椎动脉起始处的近心段有部分或完全的闭塞性损害,由于虹吸作用,引起患侧椎动脉中的血流逆行,进入患侧锁骨下动脉的远心端。严重时颈内动脉系统血液也可被"盗取"过来,出现大脑半球缺血症状。

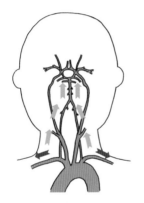
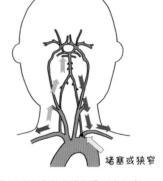

堵塞或狭窄

正常血流方向　　　锁骨下动脉堵塞或狭窄后血流方向

可以理解为:

因为血管狭窄,通过不常规通路,把本不是自己的"血","盗"过来给自己用,导致别人的"血"不够用。

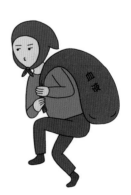

锁骨下动脉盗血综合征,有些什么症状呢?

 常见的表现有:

- 头晕、眩晕、站立不稳、晕厥等症状,活动患侧上肢后头晕加重。

- 患侧上肢缺血的表现:无力、发凉、麻木等感觉异常。

- 患侧桡动脉搏动减弱或无脉,锁骨上区域血管杂音。

- 患侧血压低于健侧,双侧上肢收缩压可相差 20～30mmHg。

 什么原因导致锁骨下动脉盗血综合征呢?

 最常见的病因——动脉粥样硬化。

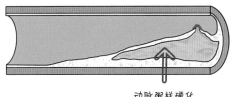

动脉粥样硬化

多数患者有高血压、糖尿病、高脂血症、吸烟、睡眠呼吸暂停综合征等动脉粥样硬化的危险因素,常常同时伴有其他血管的损害。

其他病因包括:大动脉炎(梅毒性主动脉炎、多发性大动脉炎等);先天畸形;外伤、结核病、转移性癌栓等。

 什么检查可以发现锁骨下动脉盗血综合征?

- 经颅多普勒超声(TCD):可见椎动脉反向血流信号。

- 颈动脉彩超:能显示病变的部位和程度。

- 头颈 CTA 或磁共振血管成像(MRA):可显示病变的部

位和程度,了解主动脉弓及其主要分支动脉的形态。

- 全脑血管造影(DSA):金标准,观察血管狭窄情况,动态观察盗血情况,直接诊断和进行介入治疗。

 重点要记

 锁骨下动脉盗血综合征该怎么治疗?

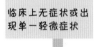 临床治疗情况如下:

```
┌─────────────────┐        ┌─────────────────┐
│ 临床上无症状或出  │        │ 出现临床症状:    │
│ 现单一轻微症状    │        │ 如后循环或上肢   │
└─────────────────┘        │ 缺血            │
         │                  └─────────────────┘
         ▼                           │
   ┌──────────┐                      │
   │ 药物保守治疗 │                    │
   └──────────┘                      │
```

以降低动脉粥样硬化风险为主要治疗目的
采用饮食运动疗法治疗
控制血压、血糖、血脂及戒烟等
并定期进行门诊超声或 TCD 检查
同时做好二级预防

血运重建

外科手术
- 经胸锁骨下动脉内膜剥脱术
- 颈动脉 - 锁骨下动脉搭桥术
- 腋动脉 - 腋动脉转流术
- 锁骨下动脉 - 锁骨下动脉转流术

血管内治疗
- 球囊扩张成形术
- 血管内支架置入术等

优势: 创伤小
恢复时间短
发生意外风险较低
并发症少

近年来,发展已比较成熟,在临床已被广泛应用

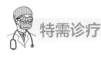

患者笔记

(1)监测血压,须测量双侧;

(2)如有症状,须定期复查颈部彩超。

特需诊疗

(1)引起锁骨下动脉盗血的常见原因有哪些?(多选题)

    A. 动脉粥样硬化

    B. 大动脉炎

    C. 先天畸形

    D. 外伤、结核病

    E. 转移性癌栓

(2)脑血管动脉盗血综合征最常见的血管是?(单选题)

    A. 颈内动脉

    B. 椎 – 基底动脉

    C. 锁骨下动脉

答案:(1)ABCDE;(2)C

6. 腔隙性脑梗死，严重吗

 情景回放

王大爷体检时做了一个头部 CT，取结果的时候看到报告上写着"腔隙性脑梗死"。王大爷吓坏了："我啥感觉都没有啊，怎么就是脑梗死了？"

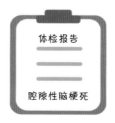

答疑解惑

王大爷的腔隙性脑梗死是脑卒中吗？

腔隙性脑梗死是指：脑深部单个微小血管闭塞造成的供血区梗死。梗死灶一般小于 15mm。

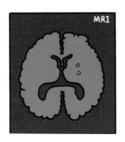

科普常识

腔隙性脑梗死是脑卒中吗?

腔隙性脑梗死也属于脑卒中,但因为病灶微小,一部分患者没有临床症状,通常在体检时发现。

腔隙性脑梗死由什么引起的?

对血管有损害的因素就有可能引起腔隙性脑梗死。

比如:

- 高血压
- 糖尿病
- 高脂血症
- 吸烟、饮酒
- 睡眠呼吸暂停综合征

腔隙性脑梗死有哪些临床表现?

腔隙性脑梗死病灶小,临床症状不明显。病灶较多者,可有记忆力减退等表现。

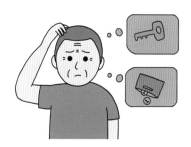

重点要记

腔隙性脑梗死需要吃药吗?

如果有危险因素存在,比如高血压、糖尿病、高脂血症等,则需要严格管理基础疾病,控制好血压、血糖、血脂,养成良好的生活习惯。

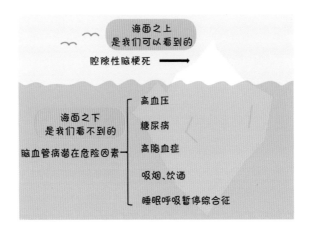

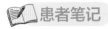 **患者笔记**

（1）腔隙性脑梗死就像露在海面上的冰山一角,隐藏在海面下的是我们需要关注的脑血管病危险因素;

（2）不要等小船撞上冰山,才开始后悔莫及。

 特需诊疗

（1）引起腔隙性脑梗死的原因可能有哪些?（多选题）

　　A. 高血压　　　　B. 糖尿病　　　　C. 高脂血症

　　D. 吸烟、饮酒　　E. 睡眠呼吸暂停综合征

（2）腔隙性脑梗死临床症状明显吗?（单选题）

　　A. 明显　　　　　　　　　B. 不明显

答案:（1）ABCDE;（2）B

第二部分

检查篇

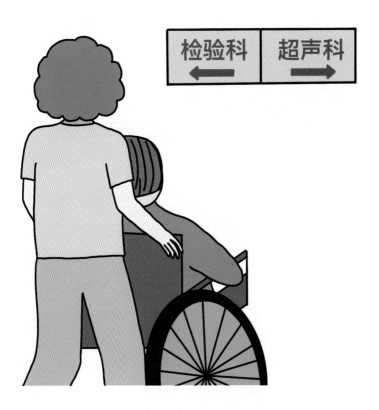

1. 发现脑卒中,选头部 CT 还是头部 MRI

情景回放

　　王大爷吃饭时突然右手没劲儿,连夹菜都困难了。王大妈心想,不好啦,该不会得脑卒中了吧。听说头部 MRI 可以确诊有没有脑梗死,王大妈急匆匆地到医院急诊科,要求医生开个头部 MRI 检查。

　　可是,急诊医生却说:"先做个头部 CT 吧"。

　　王大妈非常不理解,为什么医生不让直接做核磁呢?

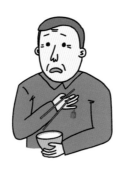

答疑解惑

王大爷真的应该先做头部 CT 吗?

　发现疑似脑血管病时,要首先选择做头部 CT。要理解原因,首先要知道脑血管病的分类。

最常见的两大类脑血管病：

①缺血性脑血管病

缺血性脑血管病，是我们常说的脑梗死，可以理解为血管堵了。

②出血性脑血管病

出血性脑血管病，是我们常说的脑出血，可以理解为血管破了。

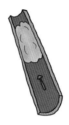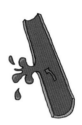

这两类脑血管病临床表现相似，但治疗方向却完全相反，务必要尽快识别。

缺血性脑血管病由于血栓形成堵塞血管，需要溶栓治疗；

出血性脑血管病由于血管破了，血液流出，需要止血治疗。

其他脑血管病包括：

①头颈部动脉粥样硬化、狭窄或闭塞

②高血压脑病

③颅内动脉瘤

④颅内血管畸形

⑤脑血管炎

⑥其他脑血管疾病

⑦颅内静脉系统血栓形成

⑧无急性局灶性神经功能缺损症状的脑血管病

⑨脑卒中后遗症

⑩血管性认知障碍

⑪ 脑卒中后情感障碍

科普常识

 如何区分缺血性和出血性脑血管病呢?

 最直观的是影像学表现,首先应该做头部 CT。

 为什么不能先做头部 MRI?

 我们来看看头部 CT 和头部 MRI 的区别吧。

头部 CT

无需预约,扫描过程约 1 分钟
对出血性脑血管病敏感
对新发缺血性脑血管病不敏感
费用较低

头部 MRI

需预约,扫描过程 15~20 分钟
对出血性脑血管病不如 CT 敏感
对发病 2 小时以上缺血性脑血管病敏感
可以明确病灶部位和大小
费用偏高

重点要记

头部 CT 和 MRI 检查各自的优点

头部 CT

无需预约,扫描过程约 1 分钟 | 快
对出血性脑血管病敏感 | 好
对新发缺血性脑血管病不敏感
费用较低 | 省

头部 MRI

需预约,扫描过程 15~20 分钟
对出血性脑血管病 不如 CT 敏感
对发病 2 小时以上缺血性脑血管病敏感
可以明确病灶部位和大小
费用偏高 后期评估

患者笔记

（1）当发现有脑血管病临床表现时,应尽快完善头部 CT 检查,排除出血性脑血管病;

（2）待病情平稳,再进一步完善头部 MRI 检查。

特需诊疗

（1）脑血管病最常见的是哪两种类型?（多选题）

    A. 缺血性脑血管病

    B. 出血性脑血管病

    C. 颅内血管畸形

    D. 脑血管炎

（2）发现脑血管病,应该先做什么影像学检查?（单选题）

    A. 头部 CT   B. 头部 MRI

答案:（1）AB;（2）A

2. 头部 CT 的辐射到底大不大

情景回放

　　小美上课时突然头痛得厉害,父母赶紧把她从学校接出来并送到了医院急诊科。医生建议小美做个头部 CT。

　　小美父母开始担心了。小美还是孩子呢,做 CT 检查有辐射,会损害孩子身体吗？会影响孩子学习成绩吗？可以不做头部 CT 吗？

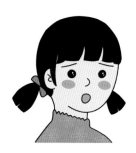

答疑解惑

小美有必要做头部 CT 吗？

头部 CT 对颅内出血性疾病很敏感,可以快速判断颅内有没有出血。颅内出血性疾病,常见的有各种原因导致的脑实质出血、蛛网膜下腔出血、硬膜外血肿、硬膜下血肿等。

做头部 CT 是挺有必要的,可是我担心 CT 有辐射。

 那我们先来看看什么是辐射。

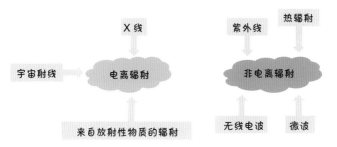

医疗环境中的辐射属于电离辐射,但并不是所有检查都有辐射。

有辐射的检查:

① X 线片

② X 线透视

③ CT

④ 核素骨扫描

⑤ PET 检查

无辐射的检查:

① MRI

② 超声

科普常识

 做一次头部 CT 有多大辐射量?

 做一次头部 CT 的辐射量平均约为 2 个单位。

怎么去理解呢?

乘坐飞机 20 小时辐射剂量约为 0.1 个单位;

1 次胸部 X 线检查辐射剂量约为 0.2 个单位；

1 次胸部 CT 检查辐射剂量约为 6 个单位。

公众照射剂量限值：

年有效剂量,1 个单位；

特殊情况下,如果 5 个连续年的平均剂量不超过 1 个单位,

则某一单一年份的有效剂量可提高到 5 个单位；

眼晶体的年当量剂量,15 个单位；

四肢(手和脚)或皮肤的年当量剂量,50 个单位。

我国放射防护标准中规定：

放射工作人员每年剂量限值是 50 个单位；

5 年内每年接受的平均辐射上限是 20 个单位。

 小美还是个学生,做头部 CT 会影响智商吗?

 不会!

重点要记

 孩子做头部 CT 需要注意什么?

 孩子做头部 CT 时可以对其他部位进行防护,比如穿上防护衣、盖上防护毯,陪同检查的家长,可以穿上防护衣。

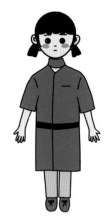

温馨提醒

　　备孕、可能怀孕、已怀孕的朋友,不建议做头部 CT,一定要提前告知医生。

 体内有金属,可以做 CT 检查吗?

可以。CT 检查没有磁场，但可能会有伪影，影响图像质量，有磁场的检查是 MRI。

 患者笔记

(1)医生会根据病情需要建议是否完善头部 CT；

(2)头部 CT 对颅内出血性疾病很敏感；

(3)做一次头部 CT 的辐射量平均约为 2 个单位；

(4)备孕、可能怀孕、已怀孕的朋友，不建议做头部 CT。

特需诊疗

(1)哪些医学检查有辐射？(多选题)

    A. 胸部 X 线

    B. CT

    C. MRI

    D. 超声

    E. PET 检查

(2)体内有金属，可以做 CT 检查吗？(单选题)

    A. 可以   B. 不可以

答案：(1)ABE；(2)A

3. 来做个颈动脉超声吧

　　王大爷和邻居聊天,邻居说自己颈部的血管有斑块,再长大一点,就会让血管狭窄。王大爷很担心,于是也去做了体检,他拿着头部 CT 报告去问医生:"我颈动脉有斑块吗?"医生却说:"普通的头部 CT 检查看不到颈动脉斑块"。

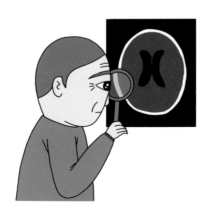

答疑解惑

什么检查看颈动脉斑块呢?

首先来看看什么是斑块。

　　血管壁由外膜、中膜、内膜组成,三层膜紧贴在一起,颈部彩超可以通过测量来判断颈动脉的厚度。

内中膜厚度不超过 0.9mm,属于正常范畴;

内中膜厚度达到 1 ～ 1.4mm,属于内中膜增厚;

内中膜厚度大于 1.4mm,属于颈动脉斑块形成。

 斑块分为三种类型:

- 软斑:也叫"不稳定斑块",危险系数较高。它就像刚刚落地的雪花,风吹过的时候,雪花就容易被吹走,飘到别的地方。

- 硬斑:也叫"稳定斑块",危险系数相对较低。它就像雪花堆积后结成的冰块,和地面牢牢贴合,不容易被风吹散。

 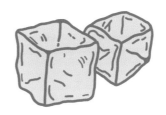

- 混合斑:软斑和硬斑的混合体,危险系数较高。

科普常识

 斑块是怎么形成的? 动脉粥样硬化,又是怎么回事?

 斑块主要含脂质,较软,像"小米粥"一样呈黄色,这种动脉硬化又称"粥样"硬化。

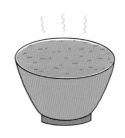

动脉粥样硬化斑块的形成是一个漫长的过程：

①高血压、高血脂、糖尿病等多种因素都可导致血管内皮
　受损。

②血液中过多的脂质沉积于受损血管的内外膜夹层间血管
　壁，形成早期的脂质条纹。

③经过多年的进展，最终发展为粥样硬化斑块。

　a.当血管内膜拱起的程度越来越大，促使内膜管腔变窄，
　　甚至完全堵塞。

　b.血流的速度受到挤压阻滞，变得缓慢，甚至消失。

　c.有的不稳定斑块脱落或破损，堵塞脑血管。

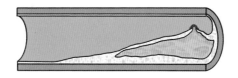

动脉粥样硬化斑块的形成和发展

内皮损害 ➡ 脂质条纹 ➡ 粥样硬化斑块　管腔变窄
　　　　　　　　　　　　　　　　　　斑块脱落或破损

 颈动脉超声是广泛应用于临床的一项无创性检测手段，可
客观检测和评估颈部血管的结构、功能状态和血流动力学
改变情况。

- 评估颈部血管的结构。

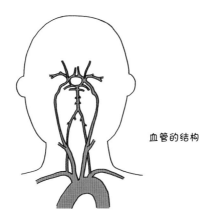

血管的结构

- 显示动脉有无内中膜增厚、斑块形成,斑块的部位和大小,辨别斑块的稳定性。

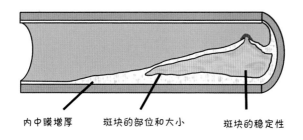

内中膜增厚　　斑块的部位和大小　　斑块的稳定性

- 评估是否有血管狭窄、狭窄程度、有无闭塞。

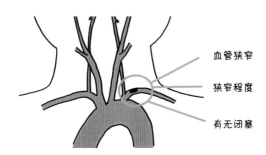

血管狭窄

狭窄程度

有无闭塞

颈动脉超声有创伤吗？会疼吗？

 没有创伤，也不疼痛。

 颈动脉超声有辐射吗？

 没有辐射。

 哪些人需要做颈动脉超声？

 有以下情况的人群建议做颈动脉超声：

- 高血压、糖尿病、冠心病、高脂血症、脑血管病患者
- 经常头晕、头痛的人
- 抽烟、饮酒和体重偏胖的人
- 有心脑血管疾病家族史的人

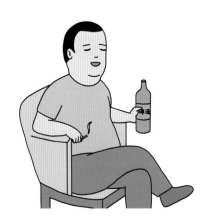

重点要记

 颈动脉超声发现斑块后，该怎么办？

 初次发现颈动脉斑块：

- 不合并高危因素的人群

最初 2 年内每半年复查一次,观察斑块有没有增大、是否稳定;若 2 年内保持不变,可改为一年复查一次。

- 合并高危因素的人群

需去除高危因素,高脂血症患者一般需连续服用降脂药,每 6 个月至 1 年复查颈动脉彩超,并抽血化验血脂及肝功能。由医生判断是否需要继续服药。

 颈动脉斑块吃药后可以消失吗?

 颈动脉斑块一旦形成,绝大多数不可逆。他汀类降脂药不仅可以降血脂,还有防止斑块进一步扩大、稳定斑块的作用。

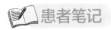 患者笔记

(1)评估颈部血管,可选择颈动脉彩超;

(2)颈动脉超声无创伤;

(3)心脑血管疾病高危人群需进行颈动脉超声检查。

 特需诊疗

(1)颈动脉超声的常见作用包括以下哪些?(多选题)

　　A. 评估动脉是否存在斑块

　　B. 评估斑块的大小和部位

　　C. 判断斑块的稳定性

　　D. 明确血管狭窄程度

(2)颈动脉超声是有创检查吗?(单选题)

　　A. 是　　　　　　　　　B. 不是

答案:(1)ABCD;(2)B

4. 我可以轻松看透你的脑

情景回放

　　王大爷听邻居在讨论脑血管检查,一会儿说颈动脉超声,一会说经颅多普勒。这可把王大爷弄糊涂了,这脑血管检查,做个颈动脉超声还不够吗?

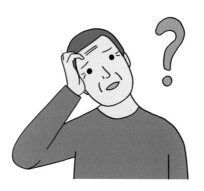

答疑解惑

经颅多普勒是个什么检查呢?

　脑血管分为颅内部分和颅外部分。颅外部分,是我们说的颈部的血管;颅内部分,就是颈部以上的血管。

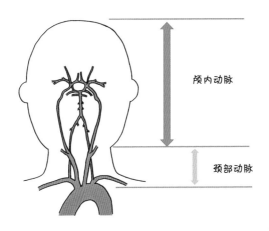

颅内动脉

颈部动脉

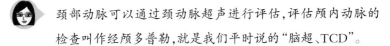
颈部动脉可以通过颈动脉超声进行评估，评估颅内动脉的检查叫作经颅多普勒，就是我们平时说的"脑超、TCD"。

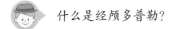
什么是经颅多普勒？

经颅多普勒（TCD）是用超声多普勒效应来检测颅内主要动脉的血流动力学及血流生理参数的一项无创性的脑血管检查方法。

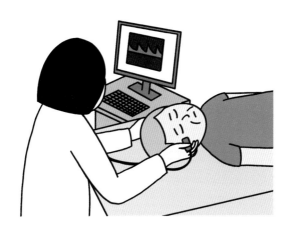

啊？这是啥意思？

 那我和您聊聊经颅多普勒的原理吧。

颅内动脉的内径相对来说是固定不变的,血流速度也相对固定。

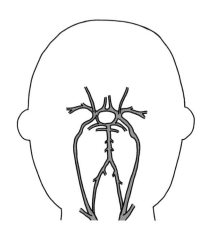

经颅多普勒可以通过血流速度的快慢来评定血流情况,根据脑血流速度的减慢或加快,可以推测局部脑血流量的相应改变。

科普常识

 经颅多普勒有什么意义？

 ①评估颅内、颅外血管狭窄情况；

②脑血管微栓子监测；

③评估脑底异常血管网病；

④评估脑动静脉畸形；

⑤卵圆孔未闭的辅助检查。

 经颅多普勒有什么优势吗？

无创伤、方便快捷、结果可靠。

 哪些人需要做经颅多普勒检查?

 有脑血管病危险因素的人,如高血压、糖尿病、高脂血症等;

明确有脑血管病的人,如脑梗死、脑血管狭窄等;

出现脑血管病症状的人,如头晕、头痛、晕厥、一过性肢体乏力等。

重点要记

 经颅多普勒检查前需要做些什么准备吗?

 ①检查前1天洗头,不要用发油等;

②24小时内禁用血管收缩剂或血管扩张剂;

③检查前静候数分钟,避免呼吸及心率的不稳定影响检查结果;

④正常进餐;

⑤关闭手机等通信设备;

⑥穿低领宽松上衣。

患者笔记

(1)经颅多普勒可评估颅内血管;

(2)无创伤、方便快捷、可靠;

(3)经颅多普勒可进行脑血管微栓子监测。

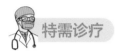 特需诊疗

（1）哪些人需要进行经颅多普勒检查？（多选题）

　　A. 有脑血管病危险因素的人

　　B. 明确有脑血管病的人

　　C. 出现脑血管病症状的人

（2）经颅多普勒检查是通过什么来评估血管？（单选题）

　　A. 脑血流速度　　　　　　　B. 动脉斑块情况

答案：（1）ABC；（2）A

5. 增强 CT 是个什么检查

 情景回放

　　王大爷总算弄明白了颈动脉超声和经颅多普勒的区别,不查不知道,他的脑血管有多发斑块形成,并且血流速度也存在异常。王大爷赶紧拿着报告去找医生,医生建议他进一步评估脑血管,完善头颈 CTA 检查。

　　王大爷奇怪了,我之前做过头部 CT 啊,怎么又来个 CT?

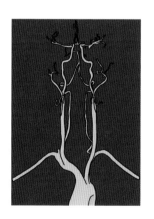

答疑解惑

头颈 CTA 是个什么检查呢?

　　头颈 CTA 是头颈部增强 CT,就是我们平时说的 CT 血管造影。指静脉注射含碘造影剂后,经计算机对图像进行处理,可以三维显示颅内血管系统。可对闭塞血管病变提供重要依据,明确血管狭窄程度,清晰显示动脉粥样硬化斑块以及是否存在钙化。

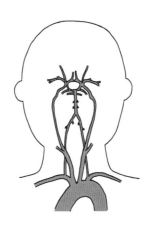

头颈 CTA 可以清晰显示:

- 主动脉弓
- 颈总动脉
- 颈内动脉
- 椎动脉
- 锁骨下动脉
- Willis 动脉环
- 大脑前、中、后动脉及其主要分支

 头颈 CTA 可以用于哪些疾病的诊断?

 头颈 CTA 的应用:

①动脉狭窄或闭塞

②头颈部动脉瘤、假性动脉瘤、夹层

③头颈部血管畸形、血管瘘及血管变异

④基底动脉迂曲扩张症

⑤血管炎及胶原血管病

⑥颅内静脉及静脉窦血栓行静脉 CT 成像（CTV）

科普常识

 哪些情况需要做头颈 CTA？

头颈 CTA 的适应证：

①脑卒中、短暂性脑缺血发作患者

②颈动脉超声、脑超提示血管狭窄者

③颈动脉手术患者术前评估

④颈动脉支架术后评估及随访

⑤头颈部肿瘤血供来源判断

哪些情况不可以做头颈 CTA？

 头颈 CTA 的禁忌证：

①造影剂过敏者,过敏体质者

②严重心血管疾病患者,包括症状性心绞痛、充血性心力衰
　竭;严重的大动脉狭窄、肺动脉高压及心肌病

③肾功能不全者

④生命征不平稳者

⑤有哮喘病史者

⑥恶病质患者

重点要记

 头颈 CTA 可以替代血管造影术（DSA）吗？

 头颈 CTA 和脑血管造影 DSA 各有优势。

- 头颈 CTA

    优势:不需要动脉穿刺,操作简便快捷;

    劣势:不能显示小血管分支的病变。

- 脑血管造影 DSA:血管病变诊断的金标准。

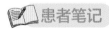 患者笔记

(1)当发现有脑血管异常时,需要进一步明确血管情况;

(2)头颈 CTA 需要静脉注射含碘造影剂,有过敏者不可做检查。

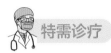 特需诊疗

(1)头颈 CTA 能更好地评估哪些血管情况?(多选题)

　　A. 血管狭窄程度

　　B. 动脉粥样硬化斑块

　　C. 血管钙化程度

(2)头颈 CTA 是有创检查吗?(单选题)

　　A. 是　　　　　　　　　　B. 不是

答案:(1)ABC;(2)A

6. 什么是脑血管造影术

情景回放

王大爷因为脑血管问题前前后后分别做了颈动脉超声、经颅多普勒、头颈 CTA。他和医生开玩笑说,我这下可把评估脑血管的检查做全了吧。

医生笑了笑说:"还有一个脑血管的终极检查,也是血管界的金标准呢!"

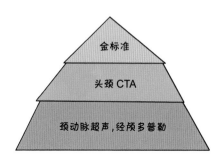

答疑解惑

脑血管检查的金标准是什么?

  脑血管检查的金标准是"脑血管造影术"。要了解什么是"脑血管造影",首先得知道什么是"介入"。

介入指通过特殊的导管或导丝等设备,进入人体脏器等内部,比如血管、胆管、肠道等,在X线下对脏器内部病变进行检查及治疗的一种特殊技术。我们平时说的血管造影、支架治疗,就属于这个范畴。

脑血管造影术是一种可以提供脑部血管影像的介入技术,可以探知动静脉畸形和动脉瘤等脑部血管异常。

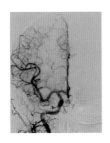 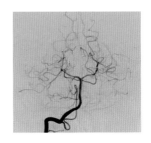

 为什么要做脑血管造影?

 脑血管造影是对脑血管内部的构造及血管的走行最直接的检查,其精确性是目前任何检查设备不能比拟的,被称为脑血管检查的"金标准"。

可以准确地显示脑血管的走行情况、内部斑块、血管管腔狭窄情况等,还能发现动脉瘤、动静脉畸形等。

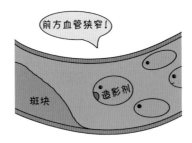

 科普常识

 哪些情况下可以做脑血管造影?

①怀疑血管本身病变或寻找脑血管病病因

②怀疑脑静脉疾病

③脑内或蛛网膜下腔出血病因检查

④头面部富血性肿瘤术前检查

⑤了解颅内占位病变的血供与邻近血管的关系及某些肿瘤
的定型

⑥实施血管介入或手术治疗前明确血管病变和周围解剖关系

⑦急性脑血管病需动脉溶栓或其他血管内治疗

⑧头面部及颅内血管性疾病的治疗后复查

 哪些情况下不可以做脑血管造影?

 ①碘造影剂过敏或不能耐受

②介入器材过敏

③严重心、肝、肾功能不全

④穿刺点局部感染

⑤并发脑疝

特殊情况可经过各方讨论,知情同意后采取个体化处理。

 脑血管造影术怎么做?

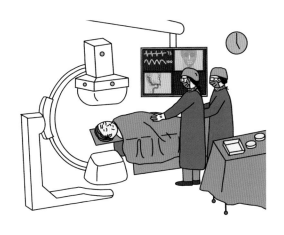

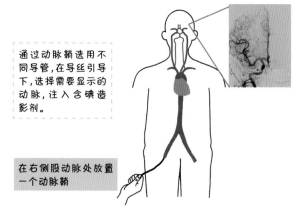

通过动脉鞘选用不同导管,在导丝引导下,选择需要显示的动脉,注入含碘造影剂。

在右侧股动脉处放置一个动脉鞘

重点要记

 脑血管造影术有哪些风险?

 脑血管造影术是有创检查,在严格规范的操作下,风险是很小的。

可能的风险有:

①穿刺部位感染

②穿刺部位血肿(发生率0.04%)

③对造影剂过敏

④继发于导管、导丝引起的血栓栓塞或气栓

⑤神经系统并发症发生率为1.30%～2.63%

 造影前需要做哪些准备?

 完善相关检查:

①抽血:血常规、凝血功能、肝肾功能

②脑血管超声或头颈CTA

③下肢血管超声或CTA

④心电图、胸部 X 线片

其他：

①术前 4 小时禁饮食

②插管部位备皮（剃毛），肥皂水清洗会阴部

③准备盐袋或沙袋（术后加压穿刺部位）

④练习床上大小便（术后需卧床 24 小时）

造影术中我是清醒的吗？

大多数脑血管造影术不需要全身麻醉，只需要在穿刺部位局部麻醉，因此，整个过程您是清醒的。

我腰椎不好，手术时我能活动吗？

手术前后腰部不适难以忍受时，在征得手术医师同意的情况下，可以适当活动腰部。一般不允许坐起、翻身等动作，容易影响手术安全。

造影后我有什么需要注意的吗？

①穿刺侧肢体制动 24 小时

②穿刺部位压盐袋或沙袋 4 ～ 6 小时

③观察穿刺部位是否有血肿或出血

患者笔记

（1）脑血管造影术是脑血管疾病诊断的"金标准"，能更好地明确血管情况；

（2）脑血管造影术是有创检查，在严格规范的操作下，风险很小。

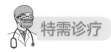 特需诊疗

（1）哪些情况不可以做脑血管造影？（多选题）

    A. 碘造影剂过敏

    B. 介入器材过敏

    C. 严重心、肝、肾功能不全

    D. 穿刺点局部感染

    E. 并发脑疝

（2）哪个检查是脑血管疾病诊断的金标准？（单选题）

    A. 颈动脉超声

    B. 经颅多普勒

    C. 头颈 CTA

    D. 脑血管造影

答案：（1）ABCDE；（2）D

7. 脑梗了,为什么要检查心脏

 情景回放

王大爷因为脑卒中住院了。住院期间,王大爷发现,检查单里除了要评估脑血管,还要检查心脏。这让王大爷不理解了,我是脑梗了,又不是心梗了,为什么要检查心脏?

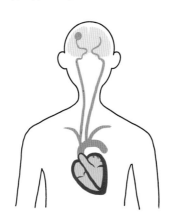

答疑解惑

大脑和心脏有什么联系呢?

这要从脑卒中的病因说起,前面的内容提到了脑血管病的分类:

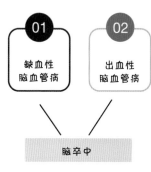

脑血管病分类

最常见的两大类脑血管病

01
缺血性
脑血管病

02
出血性
脑血管病

脑卒中

其他脑血管病

- 头颈部动脉粥样硬化、狭窄或闭塞
- 高血压脑病
- 颅内动脉瘤
- 颅内血管畸形
- 脑血管炎
- 其他脑血管病
- 颅内静脉系统血栓形成
- 无急性局灶性神经功能缺损症状的脑血管病
- 脑卒中后遗症
- 血管性认知障碍
- 脑卒中后情感障碍

我们平时说的脑梗死、脑栓塞、腔隙性脑梗都属于缺血性脑血管病。

引起脑梗死的病因,可以简单地分为以下几种:脑血栓形成、脑栓塞、脑小血管病、其他病因。

首先来看看什么是脑血栓形成。

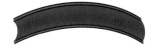

正常情况下,血液在血管中通畅流动,当管壁发生动脉粥样硬化,管腔变得狭窄,血流量就会减少;当动脉粥样硬化斑块继续增加,完全堵塞管腔之后,脑组织的供养管道就会被切断,时间一长,脑组织就被饿死,发生脑梗死。

为了方便理解,可以把血管想象成水管,动脉粥样硬化斑块想象成水锈。

血管≈水管　动脉粥样硬化斑块≈水锈

水管使用时间长了,会在水管内壁形成水锈,日积月累,水锈就会逐渐堵塞水管,水流就不能通过了。

脑梗死最常见的病因就是脑血栓形成,除此之外,脑栓塞也很多。

脑栓塞:各种栓子,其中最常见的是心脏来源的栓子随血液进入颅内动脉,使管腔急性闭塞,从而引起脑组织的供养管道被切断,脑组织被饿死。

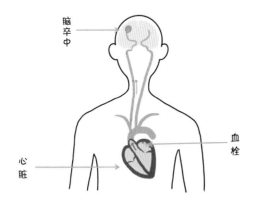

科普常识

以下心脏疾病,都可能引起心源性栓塞:

• 心房颤动

• 急性心肌梗死和左心室血栓

• 心脏瓣膜病:风湿性二尖瓣疾病、人工心脏瓣膜

• 扩张型心肌病

• 感染性心内膜炎

• 心脏黏液瘤

• 反常栓塞

• 卵圆孔未闭

 因此,为了查找脑梗死的原因,除了要检查脑血管,还需要检查心脏。

据报道,心源性脑卒中占全部缺血性脑卒中的 14% ～ 30%,此外,隐源性脑卒中(占缺血性脑卒中的 25%)也推测为心源性栓塞所致为主。

不同原因引起的脑梗死,治疗原则不一样,因此需要明确病因。

重点要记

 心脏方面需要做些什么检查呢?

 相关检查主要有:

①心脏节律检查:普通心电图、心电监护、心电 Holter、远程心电监测

②心脏结构检查:经胸超声心动、经食管超声心动

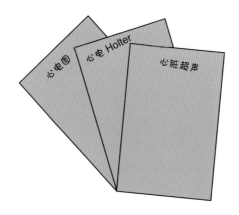

患者笔记

(1)脑血管病,不可忽视心脏因素;

(2)查找引起脑梗死的原因,可以更好地指导治疗。

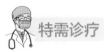 特需诊疗

（1）哪些是引起脑梗死的常见病因？（多选题）

    A. 脑血栓形成

    B. 脑栓塞

    C. 脑小血管病

（2）脑栓塞最常见的栓子来源是哪？（单选题）

    A. 心脏

    B. 下肢静脉

    C. 肺动脉

答案：（1）ABC；（2）A

8. 同型半胱氨酸,这个熟悉又陌生的坏人

 情景回放

王大妈去医院做血液检查,发现自己有个指标很高。不是我们耳熟能详的血糖,也不是血脂,而是一个叫"同型半胱氨酸"的指标。

老头子,你听说过同型半胱氨酸吗?

听说过啊,这些年身边好多人都提到这个,是个血液里的指标。

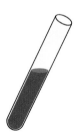

 答疑解惑

什么是同型半胱氨酸?

同型半胱氨酸是人体内的一种含硫氨基酸,是甲硫氨酸脱甲基后的产物。正常浓度的同型半胱氨酸是机体维持正常运转所必需的一种物质,是蛋氨酸和半胱氨酸的中间代谢产物。

同型半胱氨酸如何获得呢？

 通过摄入含蛋氨酸的食物获取。动物蛋白中含有较高的蛋氨酸。

 同型半胱氨酸高，就是高同型半胱氨酸血症吗？

 多种因素可导致血液总同型半胱氨酸水平的蓄积，形成高同型半胱氨酸血症。成人高同型半胱氨酸血症（同型半胱氨酸 ≥ 10μmol/L）划分为：

- 轻度（10 ～ 15μmol/L）
- 中度（15 ～ 30μmol/L）
- 重度（>30μmol/L）

科普常识

 高同型半胱氨酸血症是怎么形成的？

 ①遗传因素：同型半胱氨酸代谢的某些关键酶失活。

②营养因素及生活方式：饮酒、吸烟等不良生活方式导致叶酸、维生素 B_6、维生素 B_{12} 的消耗过多或者这些营养素摄入过少，都可引起同型半胱氨酸的升高。

③年龄和性别：随年龄的增长，同型半胱氨酸水平逐渐升高。受雌激素的影响，男性同型半胱氨酸水平高于女性，女性绝经后高于绝经前。

④疾病与药物：肾功能障碍和损伤、甲状腺功能减退、严重贫血、严重硬皮病及恶性肿瘤等疾病，以及应用氨甲蝶呤、一氧化氮、抗癫痫药、利尿药、烟酸等药物可使同型半胱氨酸水平升高。

 同型半胱氨酸升高，和哪些疾病有关？

①脑卒中:研究发现,同型半胱氨酸值大于 10.50 μmol/L,人群脑卒中风险增加到 4.2 倍。

②痴呆:同型半胱氨酸作为神经毒素,通过断裂 DNA 引发细胞凋亡,促进神经变性。可用于预测阿尔茨海默病的风险,不仅与认知损害相关,也与认知受损程度相关。

③心血管疾病:动脉粥样硬化的形成归因于同型半胱氨酸化脂蛋白与微生物的聚集,在动脉易损斑块形成过程中阻塞了血管,进而发生心血管事件。同型半胱氨酸相关研究发现,所有冠状动脉疾病的 10% 归因于高同型半胱氨酸血症。

④高血压:同型半胱氨酸引起钠重吸收,刺激血管平滑肌细胞增殖并改变血管壁的弹性,从而导致高血压。同型半胱氨酸水平与收缩压和舒张压呈正相关。

⑤糖尿病并发症:伴有高同型半胱氨酸血症的糖尿病患者更易发生大血管损伤和微血管病变。

⑥慢性肾脏疾病:肾脏在同型半胱氨酸的代谢清除中发挥了关键的作用。高同型半胱氨酸血症与肾功能减退和肾小球滤过率降低相关,是慢性肾脏疾病进展的独立危险因素。

⑦骨骼:高同型半胱氨酸血症对成骨细胞和破骨细胞具有损害作用,破坏胶原分子的交联,减少骨量,导致骨强度降低。

⑧妊娠期疾病:同型半胱氨酸通过血管内皮损伤、绒毛膜血管化不良、胚胎发育异常等机制导致妊娠期高血压、妊娠糖尿病、胎盘血管病变、习惯性流产等。同型半胱氨酸也是神经管缺陷的一个独立危险因素,直接影响神经管闭

合程度,进而导致胎儿畸形。

⑨男科疾病:高同型半胱氨酸血症可通过影响精子生成和精子功能而导致不育。

⑩肿瘤:有研究发现,同型半胱氨酸在乳腺癌、肝癌、胃癌、肺癌等多种恶性肿瘤患者显著升高,可作为恶性肿瘤的一种肿瘤标志物。

⑪肝脏疾病:肝脏是同型半胱氨酸代谢的重要器官,当肝细胞发生损伤时会升高血液同型半胱氨酸水平。高同型半胱氨酸血症又能增强氧化应激,引起肝脏脂质过氧化,诱导肝细胞损伤和凋亡,加重肝损伤。

重点要记

 高同型半胱氨酸血症和这么多疾病相关,该如何治疗呢?

 首先,通过健康生活方式干预:如戒烟、限酒、合理膳食、增加运动量,有助于降低同型半胱氨酸水平。另外,还需要营养治疗。

高同型半胱氨酸血症营养治疗:

- 叶酸
- 维生素 B_{12}
- 维生素 B_6
- 天然甜菜碱
- 胆碱

患者笔记

(1)同型半胱氨酸和很多疾病相关;

(2)合理干预,可以降低同型半胱氨酸水平。

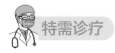 特需诊疗

（1）哪些是降低同型半胱氨酸的常见药物？（多选题）

    A. 叶酸

    B. 维生素 B_{12}

    C. 维生素 B_6

    D. 阿司匹林

（2）成人高同型半胱氨酸血症的指标是多少？（单选题）

    A. ≥ 10 μ mol/L   B. ≥ 15 μ mol/L

答案：（1）ABC；（2）A

第三部分

治疗篇

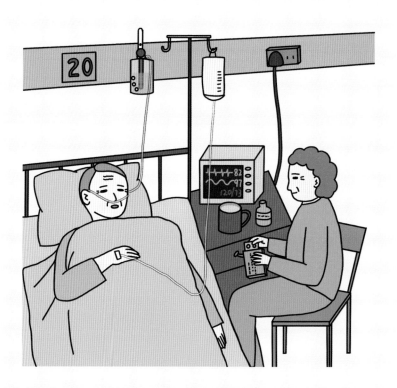

1. 为什么要选择静脉溶栓

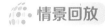 **情景回放**

有一天,一对老夫妻来到急诊神经内科诊室,对患者进行评估后,医生判断为急性脑梗死。

 符合静脉溶栓适应证,可以选择静脉溶栓。

 不!

 尽管我们已经竭尽全力讲解,这对夫妻依然拒绝溶栓。回到诊室后,我哭了。

我难过,是因为,他们让我想到了自己的亲人们。

我陷入沉思……如果今天发病的是我的亲人,他们会选择静脉溶栓吗?

于是,我给父母打了个电话,问他们会如何选择。

他们的回答是:什么是静脉溶栓?

然后,我哭得更伤心了。

作为一名神经科医生,竟然连自己最亲的人都帮不了。

我想让更多的人明白什么是静脉溶栓,我想让自己的亲人做出正确的选择!

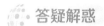答疑解惑

为什么要进行静脉溶栓？

要认识静脉溶栓，首先要知道什么是脑梗死（脑卒中）。

由于脑血管的血流被阻断，引起脑细胞缺血、坏死。

脑细胞——控制着人体各项生命活动，包括说话、运动、感觉等。

脑梗死有四高：高发病率，高致残率，高复发率，高死亡率。

早期如何治疗？

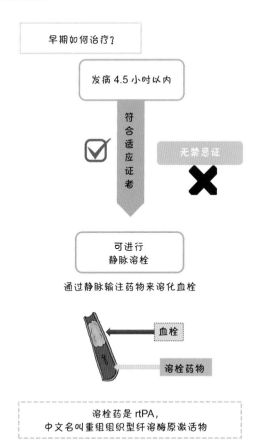

科普常识

看似简单的过程,有很多细节问题

问题1:

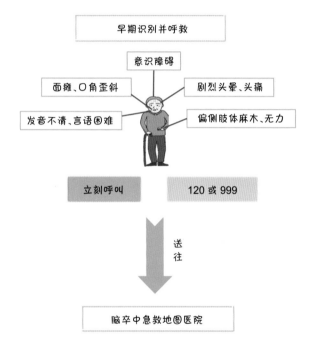

如何早期识别脑血管病?

> 早期识别并呼救
>
> 意识障碍
>
> 面瘫、口角歪斜   剧烈头晕、头痛
>
> 发音不清、言语困难   偏侧肢体麻木、无力
>
> 立刻呼叫   120 或 999
>
> 送往
>
> 脑卒中急救地图医院

问题2:

 所有人都适合静脉溶栓吗?

 不是所有人都适合静脉溶栓!根据指南,有严格的适应证、禁忌证和相对禁忌证。

适应证:

①有缺血性脑卒中导致的神经功能缺损症状

②症状出现 <4.5 小时

③年龄≥ 18 岁

④患者或家属签署知情同意书

禁忌证：

①颅内出血（包括脑实质出血、脑室内出血、蛛网膜下腔出血、硬膜下 / 外血肿等）

②既往颅内出血史

③近 3 个月有严重头颅外伤史或脑卒中史

④颅内肿瘤、巨大颅内动脉瘤

⑤近期（3 个月）有颅内或椎管内手术

⑥近 2 周内有大型外科手术

⑦近 3 周内有胃肠或泌尿系统出血

⑧活动性内脏出血

⑨主动脉弓夹层

⑩近 1 周内在不易压迫止血部位的动脉穿刺

⑪血压升高：收缩压≥ 180mmHg，或舒张压≥ 100mmHg

⑫急性出血倾向，包括血小板计数 <100×10^9/L 或其他情况

⑬24 小时内接受过低分子量肝素治疗

⑭口服抗凝剂且 INR（国际标准化比值）>1.7 或 PT（凝血酶原时间）>15 秒

⑮48 小时内使用凝血酶抑制剂或 Xa 因子抑制剂，或各种实验室检查异常

⑯血糖 <2.8mmol/L 或 >22.22mmol/L

⑰头部 CT 或 MRI 提示大面积梗死（梗死面积 >1/3 大脑中动脉供血区）

相对禁忌证：

发病 3 小时内，下列情况需谨慎考虑和权衡溶栓的风险与获益（即虽然存在一项或多项禁忌证，但并非绝对不能溶栓）：

①轻型非致残性脑卒中

②症状迅速改善的脑卒中

③惊厥发作后出现的神经功能损害（与此次脑卒中发生相关）

④颅外段颈部动脉夹层

⑤近 2 周内严重外伤（未伤及头颅）

⑥近 3 个月内有心肌梗死病史

⑦孕产妇

⑧痫呆

⑨既往疾病遗留较重神经功能残疾

⑩未破裂且未经治疗的动静脉畸形、颅内小动脉瘤（<10mm）

⑪少量脑内微出血（1～10 个病灶）

⑫使用违禁药物

⑬类卒中

发病 3～4.5 小时，还需考虑以下情况：

①使用抗凝药物，INR<1.7，PT ≤ 15 秒

②严重卒中（NIHSS 评分 >25 分）

（参考《中国急性缺血性脑卒中诊治指南 2018》）。

问题 3：

 为了更好地静脉溶栓，我们能做什么？

 发生脑卒中时，应尽快送往脑卒中急救地图医院。脑卒中救治是一场生死时速，脑缺血 5 分钟后即开始有神经元的

死亡,缺血时间每延长一分钟,脑细胞将死亡190万个,越早救治,效果越好。

问题4:

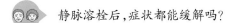 静脉溶栓后,症状都能缓解吗?

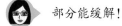 部分能缓解!

溶栓后,部分患者症状迅速改善,有些患者的症状却会在用药后继续加重,溶栓药有各种出血风险,其中脑出血是最严重的。

问题5:

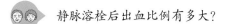 静脉溶栓后出血比例有多大?

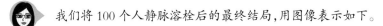 我们将100个人静脉溶栓后的最终结局,用图像表示如下。

最终结局

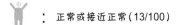 ：正常或接近正常(13/100)

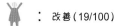 ：改善(19/100)

：无明显变化(65/100)

：严重致残或死亡(1/100)

：加重(2/100)

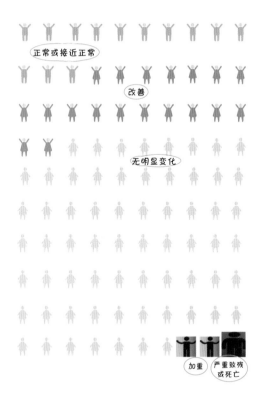

问题6:

 静脉溶栓后,如果血栓没有完全溶开,还有别的办法吗?

 个别患者,符合条件还可以进行血管内治疗。

重点要记

 静脉溶栓的获益是风险的 10 倍。尽早用药能挽救更多的脑细胞,溶栓的获益越大,出血的风险也越小。**溶栓每耽误 1 分钟就会死亡 190 万个脑细胞。**

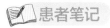 患者笔记

（1）快！快！快！时间就是大脑，尽快去医院；

（2）提前熟知有能力完成静脉溶栓的医院；

（3）相信急诊医生的建议，积极配合医护人员。

 特需诊疗

（1）静脉溶栓的适应证有哪些？（多选题）

    A. 有缺血性脑卒中导致的神经功能缺损症状

    B. 症状出现 <4.5 小时

    C. 年龄 ≥ 18 岁

    D. 患者或家属签署知情同意书

    E. 无禁忌证和相对禁忌证

（2）所有医院都可以静脉溶栓吗？（单选题）

    A. 只有脑卒中急救地图医院才能进行静脉溶栓

    B. 所有医院都可以进行静脉溶栓

答案：（1）ABCDE；（2）A

2. 血管内机械取栓

情景回放

王大爷偏瘫被送到了医院,医生诊断为脑梗死,并对他进行了静脉溶栓治疗。可是溶栓后,王大爷的偏瘫症状并没有得到改善,还有什么办法吗?

符合条件的患者可以进行血管内治疗。

血管内治疗包括:血管内机械取栓、动脉溶栓、血管内成形术。

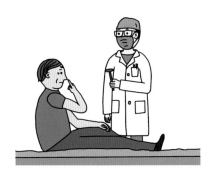

答疑解惑

什么是血管内机械取栓? 是把血栓从血管里掏出来吗?

血管内机械取栓是脑卒中急性期的一种手术,将取栓装置放置在颅内大血管(如颈内动脉、大脑中动脉、椎动脉及基底动脉)闭塞处,将闭塞处急性形成的血栓由导管取出。

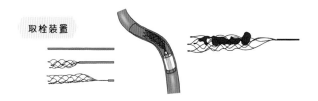

取栓装置

科普常识

 哪些人适合血管内机械取栓?

 根据相关指南,神经科医生需严格筛选符合适应证、无禁忌证的患者。

 血管内机械取栓的获益有多大?

 大部分大血管闭塞性脑卒中对静脉溶栓不敏感,仅6%～30%能实现闭塞血管再通,获益程度有限。有研究显示,血管内机械取栓可使血管成功再通率达88%,3个月良好预后率为44%。

 静脉溶栓和动脉取栓哪个好? 可以直接动脉取栓吗?

 动脉取栓和静脉溶栓各具优缺点,需要结合患者具体情况选择一种或者联合两种治疗措施。直接动脉取栓和静脉溶栓后的再取栓治疗均可以使部分患者获益。

目前相关指南推荐,符合静脉溶栓的患者须接受静脉溶栓,在此基础上如果存在大血管闭塞者再行动脉内取栓。直接动脉取栓是否优于静脉溶栓后的再取栓治疗,目前相关研究正在火热开展中。

前面说的动脉溶栓和血管内成形术是什么意思？

 动脉溶栓是溶栓药物直接到达血栓局部。理论上血管再通率应高于静脉溶栓，且出血风险降低。然而其益处可能被溶栓启动时间的延迟所抵消。

由于缺乏充分的证据证实动脉溶栓的获益，目前首选的血管内治疗是血管内机械取栓，而不是动脉溶栓。

血管内成形术包括急诊颈动脉内膜剥脱术和颈动脉支架置入术。治疗症状性颈动脉狭窄有助于改善脑血流灌注，但临床安全性与有效性尚不明确。无论是血管内治疗还是静脉溶栓治疗，都有严格的时间限制，仅能在发病数小时内应用。

争分夺秒！时间就是大脑！

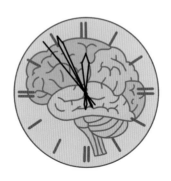

重点要记

 动脉取栓后，需要注意些什么？

 返回病房后，需卧床一段时间以防穿刺点出血。

卧床期间穿刺侧下肢不能弯曲，饮食及大小便须在床上完成。

常规口服抗血小板药物治疗。

血管开通后,高血压患者需积极控制血压,但也不宜过低。

 如果错过了静脉溶栓和动脉取栓的时间,下一步该怎么办?

 您还需要积极查找脑血管病病因,规范脑血管病二级预防用药。

 患者笔记

(1)争分夺秒,时间就是大脑;

(2)获益与风险并存。

特需诊疗

(1)血管内治疗包含哪些内容?(多选题)

    A. 血管内机械取栓

    B. 静脉溶栓

    C. 血管内成形术

    D. 动脉溶栓

(2)动脉取栓有时间限制吗?(单选题)

    A. 没有时间限制,只要是脑梗死都可以动脉取栓

    B. 有时间限制,并且需满足适应证

答案:(1)ACD;(2)B

3. 你好,阿司匹林

情景回放

　　王大爷因为脑梗死开始吃阿司匹林,但有一天,他突然觉得胃疼,去医院检查,发现是胃出血。这可把王大爷吓坏了,这是怎么回事?

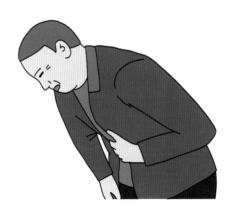

答疑解惑

王大爷还能吃阿司匹林吗?

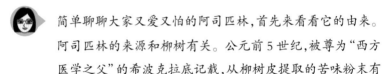

简单聊聊大家又爱又怕的阿司匹林,首先来看看它的由来。阿司匹林的来源和柳树有关。公元前 5 世纪,被尊为"西方医学之父"的希波克拉底记载,从柳树皮提取的苦味粉末有镇痛、退烧的作用。1897年，德国拜耳公司的化学家费利克斯·霍夫曼给水杨酸分子加了一个乙酰基，发明了乙酰水杨酸——阿司匹林就诞生了。

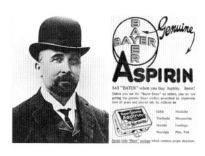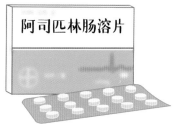

科普常识

 阿司匹林有什么作用？

- 最早用于解热镇痛：常用于感冒发热、头痛、神经痛、关节痛、肌肉痛、风湿热、急性关节炎、类风湿性关节炎、牙疼等。
- 广泛用于心脑血管疾病治疗：有抗血小板聚集的作用，需长期服用。
- 其他作用：可能降低一些癌症的发病风险。

 阿司匹林也有副作用吧？

- 出血：最常见，尤其是消化道出血，长期应用易致胃黏膜损伤，引起胃黏膜糜烂、溃疡及胃出血；其他部位出血，比如皮肤紫癜、瘀斑、牙龈出血、泌尿生殖系统出血，严重者可出现颅内出血。
- 过敏：支气管痉挛、急性荨麻疹、血管神经性水肿、严重鼻炎等。

● 诱发哮喘:某些哮喘患者服用阿司匹林后会诱发哮喘。

 怎么判断有没有出血?

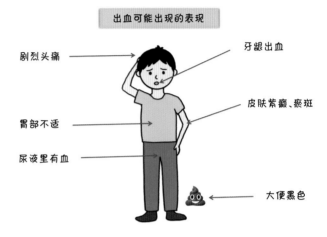

出血可能出现的表现

剧烈头痛

牙龈出血

皮肤紫癜、瘀斑

胃部不适

尿液里有血

大便黑色

 阿司匹林有副作用,我可以隔天吃一次吗?

 建议还是每天服用一次。若有明确的心脑血管疾病,建议每天服用。药物在体内需要达到一定的浓度才能有效,如果隔天服用,体内的药物浓度就会降低,预防血栓的效果就会下降。

 如果不小心漏服,怎么办? 下次服药需要加量吗?

 长期服用阿司匹林者,体内药物浓度已相对稳定。偶尔漏服一次,不会影响疗效。下次服药时,也无需加量。但切记不可把漏服当成习惯。

重点要记

 阿司匹林什么时候服用比较好？早上吃还是晚上吃？餐前吃还是餐后吃？

服药时间需要根据阿司匹林的不同剂型来确定，市面上常见的阿司匹林剂型：

- 肠溶缓释剂型：最常见的剂型，肠道内缓慢释放、缓慢吸收，胃肠刺激小，建议空腹整片吞服。
- 普通平片：在胃内即溶解，吸收快，对胃黏膜有刺激，建议餐后服药。
- 泡腾片：用 100 ～ 150ml 饮用水冲泡药片后服用。
- 分散片：可溶于水，待药片分解后服用溶液。

早上还是晚上服用阿司匹林，没有明确定论，长期服用阿司匹林后，抗血小板作用是持续的，早晚没有太大区别，关键是坚持！

患者笔记

（1）权衡药物利弊；
（2）有不良反应时，及时就医；
（3）规律服药。

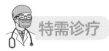 特需诊疗

（1）阿司匹林常见的副作用有哪些?（多选题）

    A. 出血（消化系统、皮肤、黏膜、泌尿系统等）

    B. 过敏（支气管痉挛、严重鼻炎、血管神经性水肿等）

    C. 头晕

    D. 哮喘

（2）阿司匹林的服用时间?（单选题）

    A. 早上

    B. 晚上

    C. 根据阿司匹林不同的剂型确定

答案:（1）ABD;（2）C

4. 氯吡格雷可以替代阿司匹林吗

情景回放

　　王大爷因为吃阿司匹林有过胃出血的情况,邻居告诉他,有个叫"氯吡格雷"的药和阿司匹林类似,建议他换药。王大爷不敢擅自换药,于是又去了医院。

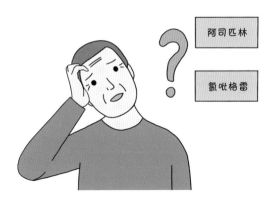

答疑解惑

　　王大爷可以用氯吡格雷替换阿司匹林吗?

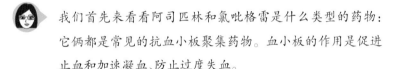

　　我们首先来看看阿司匹林和氯吡格雷是什么类型的药物:它俩都是常见的抗血小板聚集药物。血小板的作用是促进止血和加速凝血、防止过度失血。

为什么要抗血小板聚集?

 抗血小板聚集,通俗地说就是抗血栓形成。

当血管受损害,比如动脉粥样硬化斑块破溃时,血小板会迅速聚集,产生血栓。这时候,就需要积极抗血小板聚集治疗了。

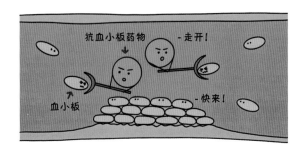

 哪些情况需要服用抗血小板聚集药物?

 既往有过脑梗死、心肌梗死的人,血管内植入支架的人,心脑血管疾病高风险的人等。

科普常识

 阿司匹林和氯吡格雷有什么区别吗?

阿司匹林		氯吡格雷
拜阿司匹林	常见商品名	波立维 泰嘉
20世纪60年代	应用时间	1970年
抑制血小板花生四烯酸(AA)的代谢	作用机制	抑制二磷酸腺苷(ADP)活化血小板

阿司匹林和氯吡格雷都有副作用吗?

 两者都有出血的风险。

- 消化道出血:长期应用易致胃黏膜损伤,引起胃黏膜糜烂、溃疡及胃出血。
- 其他部位出血,比如皮肤紫癜、瘀斑、牙龈出血、泌尿生殖系统出血,严重者可出现颅内出血。

 阿司匹林和氯吡格雷谁的副作用大?

 都有副作用,氯吡格雷比阿司匹林的副作用相对小。

 那我可以用氯吡格雷替代阿司匹林吗?

 阿司匹林是首选,如果阿司匹林不耐受时,可以考虑氯吡格雷,但要权衡下面几个问题:

- 基因:由于基因不同,中国约七分之一的人口服用氯吡格雷不能达到预期效果,因此需进行 CYP2C19 基因检测。
- 药物相互作用:比如,联用奥美拉唑可降低氯吡格雷药效。
- 血栓弹力图:反映抗血小板药物下的血液凝固动态变化。

重点要记

 该如何选择阿司匹林或氯吡格雷的剂量呢?

 需根据个体疾病情况,由专业医生指导用药。

个体疾病情况包括:脑梗死或心肌梗死

急性期或二级预防期

颅内支架或冠脉支架

血管狭窄程度

不同情况下,药物剂量和时机的选择可能不同。

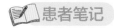 **患者笔记**

（1）阿司匹林和氯吡格雷都是抗血小板聚集药物；

（2）两者都有出血等副作用；

（3）如换药,需权衡药物相互作用、个体对药物的代谢和基因等因素。

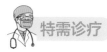 **特需诊疗**

（1）氯吡格雷替换阿司匹林需要权衡哪些问题?（多选题）

　　A. 基因

　　B. 个人喜好

　　C. 药物相互作用

　　D. 耐受情况

　　E. 血栓弹力图

（2）氯吡格雷有副作用吗?（单选题）

　　A. 没有　　　　　　　　　B. 有

　　答案:（1）ACDE;（2）B

5. 降脂药，你吃对了吗

　　王大爷、王大妈、小明三个人体检时都发现血脂异常，但情况还不太一样。王大爷除了血脂高，既往还有脑梗死；小明是单纯血脂高，既往没有心脑血管疾病，也没有动脉粥样硬化危险因素；王大妈血脂不高，但有动脉粥样硬化的危险因素。

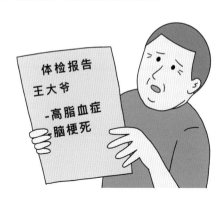

答疑解惑

　　王大爷、王大妈、小明三人，都需要吃降脂药物吗？

　首先要知道什么是血脂，血脂也有好坏之分。

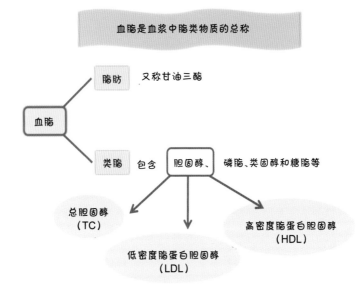

医院常见血脂检查及参考值

1. 甘油三酯（TG） 0.40~1.71mmol/L

2. 总胆固醇（TC） 3.10~5.17mmol/L

3. 低密度脂蛋白胆固醇（LDL） 0.00~3.36mmol/L

4. 高密度脂蛋白胆固醇（HDL） 0.90~1.68mmol/L

　　"好胆固醇"——高密度脂蛋白胆固醇，可以把多余的胆固醇从心脏血管中转移到肝脏进行处理。

　　"坏胆固醇"——低密度脂蛋白胆固醇，将胆固醇从肝脏转移至心脏血管。

⚙ 科普常识

 血脂高,都需要吃降脂药吗?

 我血脂不高,可以不吃降脂药吗?

 年龄不同,基础情况不同,血脂的目标值也是不同的,具体情况具体分析。

根据以下情况将人群分为三类:

- 有无血脂异常
- 有无明确的心脑血管疾病
- 有无糖尿病、高血压、肥胖等动脉硬化高危因素

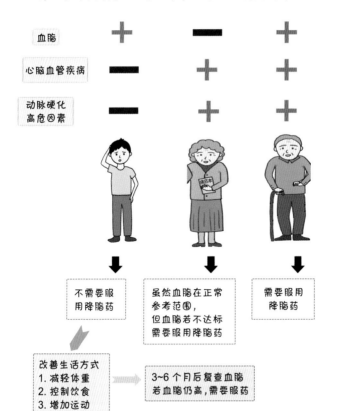

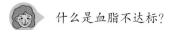

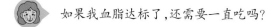 什么是血脂不达标?

有明确的心脑血管疾病,低密度脂蛋白要降在 1.8mmol/L 以下或降幅 ≥ 50%;有动脉硬化高危因素,低密度脂蛋白降低到 2.6mmol/L 以下。

降脂药那么多,我们该如何选择?

常见的降脂药有以下几类,对血脂有不同的影响。

主要根据疾病类型和药物特点选用降脂药,另外还需要考虑患者的耐受情况、其他合并用药等(听取专业医生建议)。

	甘油三酯	总胆固醇	低密度脂蛋白
他汀类药物 阿托伐他汀、瑞舒伐他汀、辛伐他汀、氟伐他汀		☑	☑
贝特类药物 苯扎贝特、非诺贝特	☑		
烟酸类药物	☑	☑	☑
胆固醇吸收抑制剂 依折麦布			☑
抗氧化剂 普罗布考			☑

如果我血脂达标了,还需要一直吃吗?

①看具体哪一项血脂

②看是否合并心脑血管疾病

甘油三酯——受饮食影响较大。

胆固醇及低密度脂蛋白——受代谢、遗传因素影响较大。

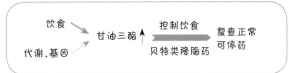

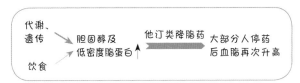

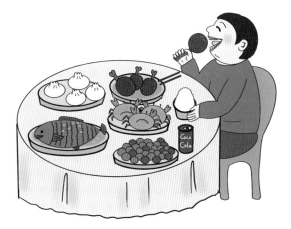

有明确心脑血管疾病者,不能停药。

他汀类药物还具有稳定斑块的作用,能预防心肌梗死和脑梗死。

 吃这么久不会有什么副作用吗?

 不同类型的降脂药都有一些不良反应。

- 他汀类药物,如:阿托伐他汀、瑞舒伐他汀、辛伐他汀、氟伐他汀

副作用:肝功能异常,表现为肝脏转氨酶升高;罕见肌肉不良反应,包括肌痛、肌炎和横纹肌溶解。

99

- 贝特类药物,如:苯扎贝特、非诺贝特

副作用:与他汀类药物类似,包括肝脏转氨酶升高和肌肉痛、肾毒性、消化不良、胆结石等。

- 烟酸类药物

副作用:最常见的不良反应是面色潮红,其他有肝脏损害、高尿酸血症、高血糖和消化道不适等。

- 胆固醇吸收抑制剂,如:依折麦布

副作用:头痛和胃肠道反应等。

- 抗氧化剂,如:普罗布考

副作用:头痛和胃肠道反应等。

重点要记

建议首次服用降脂药者,4～8周复诊;稳定后,3～6个月复诊;长期服药者,6～12个月复诊。

患者笔记

(1)区分具体血脂成分,了解自身基础疾病;

(2)不是所有血脂高的人,都需要吃降脂药;

(3)遵专业医生医嘱服药与停药;

(4)定期复查,不适随诊。

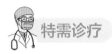 特需诊疗

（1）常见的降脂药物有哪些类?（多选题）

    A. 他汀类

    B. 贝特类

    C. 烟酸类

    D. 胆固醇吸收抑制类

    E. 抗氧化剂

（2）有心脑血管疾病的人,血脂指标达标后,可以停药吗?（单选题）

    A. 不可以   B. 可以

答案:（1）ABCDE;（2）A

6. 肝功能异常了,可以吃降脂药吗

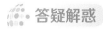

情景回放

王大爷自从脑梗后,就吃上了阿司匹林和他汀类的药物。几个月后,王大爷去医院复诊,复查肝功能发现转氨酶升高了,这是肝功能有损害了啊!

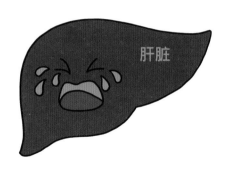

肝脏

答疑解惑

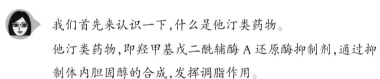

王大爷还能吃降脂药吗?

我们首先来认识一下,什么是他汀类药物。

他汀类药物,即羟甲基戊二酰辅酶 A 还原酶抑制剂,通过抑制体内胆固醇的合成,发挥调脂作用。

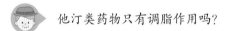

他汀类药物只有调脂作用吗?

他汀类药物不仅有调脂作用,还具有稳定动脉粥样硬化斑块、抗炎、改善血管内皮细胞稳定性等作用,广泛用于冠心病、脑卒中等疾病的二级预防。

市面上常见的他汀类药物有以下几种:

阿托伐他汀、瑞舒伐他汀、普伐他汀、匹伐他汀、辛伐他汀、洛伐他汀、氟伐他汀等。以阿托伐他汀为例。

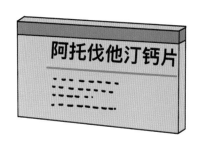

科普常识

 阿托伐他汀为什么会引起肝功能损害?

 阿托伐他汀属于亲脂性他汀,主要在肝脏进行代谢。开始服药的 1 ~ 3 个月,确实有部分患者会出现转氨酶的一过性升高,但持续升高的患者比率小于 1%。

 出现转氨酶升高,我需要停用阿托伐他汀吗?

 轻度的转氨酶升高,可继续服药观察。如果转氨酶升高超过正常值的 3 倍,或是出现以下症状,应该立即就医检查:

- 皮肤变黄、眼白变黄
- 尿量减少或尿色加深
- 腹部不适、食欲不振
- 面部、唇部、舌头或喉咙肿胀

肝功能不全的人,如何选择他汀类药物?

 可以考虑其他经肾脏代谢的药物,如瑞舒伐他汀。

 阿托伐他汀钙片可以补钙吗?

 不能补钙,阿托伐他汀钙片中的钙元素含量极少。

 阿托伐他汀钙片早上吃还是晚上吃合适?

 阿托伐他汀钙片半衰期长,血药浓度在体内波动不大,可在一天内的任何时间一次服用,也不受进餐影响。

重点要记

 开始服用阿托伐他汀后,是不是以后都要一直吃了?

 如果有明确心脑血管疾病者,建议长期服用。如果没有明确心脑血管疾病,应根据医生的建议进行选择。

患者笔记

(1)他汀类药物除了有调脂作用,还可以稳定动脉粥样硬化斑块、抗炎、改善血管内皮细胞稳定性等;

(2)肝功能异常时,不一定停药,需参考转氨酶数值及临床表现;

(3)有明确心脑血管疾病者,建议长期服用他汀类药物。

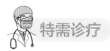 特需诊疗

（1）服用降脂药物后，出现以下哪些情况，需要考虑肝功能损害？（多选题）

    A. 皮肤变黄、眼白变黄

    B. 尿量减少或尿色加深

    C. 大便黑色

    D. 腹部不适、食欲不振

    E. 面部、唇部、舌头或喉咙肿胀

（2）服用他汀类药物后，可以停药吗？（单选题）

    A. 有明确心脑血管疾病者，建议长期服用

    B. 没有心脑血管疾病者，可以停药

答案：（1）ABDE；（2）A

7. 体检发现"颈动脉斑块"怎么办

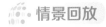

情景回放

　　王大妈去体检,颈动脉彩超的报告上写着,有的血管内中膜增厚,有的血管有斑块形成。王大妈看得一头雾水,也没什么不舒服的地方,好好的血管,怎么一检查就出现问题了。

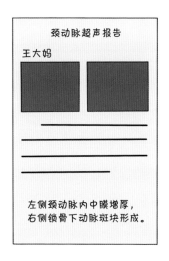

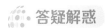

答疑解惑

　　王大妈的血管需要治疗吗? 颈动脉斑块会脱落吗?

　怎么判断斑块是否容易脱落?

颈动脉彩超是最常规的颈动脉斑块检查方法,可对斑块进行厚度和长度测量,根据回声的性质对斑块成分进行初步的判断。

还有一些检查方法:

- 头颈 CTA:可清楚显示头颅动脉的斑块和狭窄程度,测量斑块体积、构成和类型。
- 三维超声和高分辨多序列磁共振:可对颈动脉斑块实现立体测量,能更清楚地鉴别其中斑块的成分,从而识别出易损斑块,进一步评估缺血性脑血管病的发病风险。

 如果我有颈动脉斑块,身体会有什么感觉?

 大部分颈动脉斑块患者没有任何症状,往往通过颈动脉彩超发现;少数人在颈动脉斑块造成血管严重狭窄的情况下,可能出现相应血管供血不足的症状。

 科普常识

 体检时发现颈动脉斑块后需要采取什么措施?

初次发现颈动脉斑块

 不合并高危因素的人群　　　　 有高危因素的人群

最初 2 年内每半年复查一次,观察斑块有没有增大、是否稳定

需去除高危因素
高脂血症患者一般需连续服用降脂药
每 6 个月至 1 年复查颈动脉彩超并抽血化验血脂及肝功能

 若 2 年内斑块保持不变可改为一年复查一次

 由医生判断是否需要继续服药

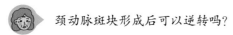 颈动脉斑块形成后可以逆转吗？

颈动脉斑块一旦形成，绝大多数不可逆。他汀类降脂药不仅可以降血脂，还有防止斑块进一步扩大、稳定斑块的作用。

可以做手术吗？

需要专业医生的综合评估，根据有无临床症状、血管狭窄程度、血管部位等多方面因素确定。

手术的方法主要有两种：

- 颈内动脉剥脱术：通过手术把血管内的斑块剥离出来。
- 血管内介入治疗：通过导丝，在血管狭窄的地方放入球囊或支架，把血管撑开。

患者笔记

（1）定期体检；

（2）关注报告上斑块的性质、大小和部位；

（3）规范就医，选择合适的治疗方式。

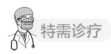 特需诊疗

（1）颈动脉斑块可以分为哪几种类型？（多选题）

    A. 软斑

    B. 硬斑

    C. 中性斑

    D. 混合斑

（2）颈动脉斑块形成后，可以逆转吗？（单选题）

    A. 一旦形成，绝大部分不可以逆转

    B. 通过吃降脂药物，可以逆转

答案：（1）ABD；（2）A

8. 脑梗了,医生为什么不给我降血压

情景回放

王大爷因为脑梗死住院了,入院时护士测量血压 160/90mmHg,医生说再观察观察,并没有给王大爷吃降压药。王大爷很不理解,这么高的血压了,为什么医生不给我降压呢?

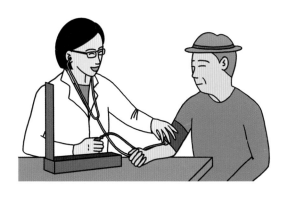

答疑解惑

王大爷该吃降压药吗?

 我脑梗了,刚测了血压 160/90mmHg,可是医生没给我吃降压药,为什么?

 啊?医生为什么不给降压呢?你要不自己吃一粒降压药吧?

不可以!请不要擅自吃降压药。不是不给您降血压,急性脑梗死的血压控制有讲究。

我们知道,血压管理很重要,血压应该控制在一定范围内。但是,脑梗死的不同时期,对血压的要求不太一样,这影响到脑梗死的预后。

 科普常识

 脑梗死早期的血压管理一直是个难题。

矛盾

一方面,

降压治疗可能减轻脑水肿减少脑梗死后出血转化

降压的理由

另一方面,

早期降压治疗也可能减少动脉血流,增加梗死面积

不降压的理由

针对血压问题,国内外的医学工作者进行了大量的研究,我们来看看指南怎么说的。

- 《2018 年欧洲卒中组织专家意见》

如果急性脑梗死患者没有接受血管再通治疗,除非血压>220/120mmHg,否则不应该早期进行降压治疗。

- 《2018 年美国心脏协会 / 美国卒中协会 急性缺血性脑卒中早期管理指南》

①血压 <220/120mmHg,未接受阿替普酶静脉溶栓或血管内治疗,并且没有合并症需要紧急降压治疗的患者,在急性脑梗死后最初的 48 ~ 72 小时内通过启动或重新启动

降压治疗不能预防死亡或改善功能预后。

②血压≥220/120mmHg，未接受阿替普酶静脉溶栓或血管内治疗，并且没有合并症需要紧急降压治疗的患者，在急性脑梗死后最初的48～72小时内启动或重新启动降压治疗的获益不确定。

③脑卒中发病后最初的24小时内血压降低15%可能是合理的。

● 《2018年中国急性缺血性脑卒中诊治指南》

①缺血性脑卒中后24h内血压升高的患者应谨慎处理，先处理紧张焦虑、疼痛、恶心呕吐及颅内压增高等情况。

②血压持续升高至收缩压≥200mmHg或舒张压≥110mmHg，或伴有严重心功能不全、主动脉夹层、高血压脑病的患者，可予降压治疗，并严密观察血压变化。

③脑卒中后病情稳定，若血压持续≥140/90mmHg，无禁忌证，可于起病数天后恢复使用发病前服用的降压药物或开始启动降压治疗。

 什么意思？那要不要早期降压呢？

 目前的证据比较一致，脑梗死后应避免血压急剧下降。除非患者血压太高（＞220/120mmHg）或者合并其他需要降压的情况：急性冠脉事件、急性心衰、主动脉夹层、溶栓后症状性颅内出血、先兆子痫/子痫等。

 那多长时间后可以开始降压呢？

 这个尚无统一标准，一般会在72小时病情稳定后开始降压到目标范围（仅供参考）。

提醒一个情况，缺血性脑卒中患者静脉溶栓前应将血压控制在180/100mmHg以下。

急性脑梗死稳定后，为了预防脑梗死再次发生，血压应该控制在什么范围？

 如果没有脑血管狭窄等情况，降压至目标值 140/90mmHg。

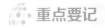 重点要记

 如何测量血压？

 一图读懂血压的正确测量方法

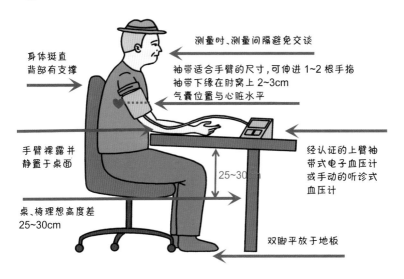

身体挺直背部有支撑

测量时、测量间隔避免交谈

袖带适合手臂的尺寸，可伸进 1~2 根手指
袖带下缘在肘窝上 2~3cm
气囊位置与心脏水平

手臂裸露并静置于桌面

经认证的上臂袖带式电子血压计或手动的听诊式血压计

桌、椅理想高度差 25~30cm

25~30cm

双脚平放于地板

注意事项

①测量前至少 30 分钟停止运动

②避免饮用兴奋性饮料（如茶、咖啡等）

③排空膀胱，在有靠背的椅子上放松至少 5 分钟

④连续测量 3 次，每次间隔 1 分钟

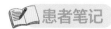 患者笔记

（1）急性脑梗死后发现血压升高，不要紧张，及时告知医生；

（2）遵医嘱服降压药，请勿擅自服药。

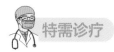 特需诊疗

（1）脑梗死早期，降压可能存在哪些问题？（多选题）

    A. 减轻脑水肿

    B. 减少脑梗死后出血转化

    C. 减少动脉血流

    D. 增加梗死面积

（2）缺血性脑卒中患者静脉溶栓前应将血压控制在多少？（单选题）

    A. 180/100mmHg 以下

    B. 160/90mmHg 以下

答案：（1）ABCD；（2）A

9. 脑梗死后可能会有后遗症，那还需要住院吗

情景回放

　　王大爷脑梗死偏瘫了。医生和家属说，王大爷以后有可能会留下后遗症，偏瘫的肢体不会完全恢复成以前那样。王大妈急了："既然不能恢复，那我们为什么还要住院呢？"

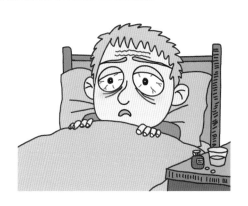

答疑解惑

　　　　　脑梗患者住院的意义是什么？

 我老伴儿脑梗死偏瘫了，下一步该怎么办啊？

 建议前往神经内科住院进一步诊治。

住院能让他恢复成以前那样吗?

大部分患者会留下不同程度的后遗症。

脑梗死会致残吗?

脑梗死是高致残性疾病。

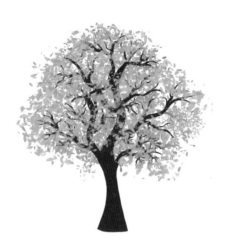

脑梗死就像大树的树枝折断,上面的树叶由于没有水分营养,会慢慢枯萎。脑细胞没有了血液的供应,就会快速死亡。缺血时间每延长 1 分钟,脑细胞将死亡 190 万个。

治疗了,偏瘫也不能改善,那为什么还要住院?

住院有以下几个目的:
- 监测病情发展
- 查找发病原因
- 指导后续治疗

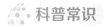 **科普常识**

住院的意义

监测病情发展

脑梗死,是有可能进展的! 即进展性卒中,发生率为 10%~40%,大部分患者在发病后的 48~72 小时内出现症状加重。

进展性卒中可以分为两种时期:

最初 48~72 小时内出现的早期神经功能恶化,主要与脑缺血的加重有关。

病后 3~7 天出现的延迟性神经功能恶化,主要与全身性原因(并发症)有关。

住院治疗,有助于医护人员对患者病情发展进行密切监测,针对性治疗。

查找发病原因

脑卒中的原因,可以通过头颅核磁、颈动脉超声、脑超、头颈CTA、动态心电图、动态血压、心脏彩超、血液指标等检查进行查找。明确导致脑卒中的原因很重要! 不同原因引起的脑卒中治疗原则是不一样的。有的需要抗血小板治疗,有的需要抗凝治疗,有的需要在血管里放入支架。

指导后续治疗

脑梗死,是有可能复发的! 复发率约为 17.7%,也就是说 100 位脑梗死患者中,每年有近 18 人会复发。

不同程度的卒中,不同时期的卒中,治疗上有一定差异。

- 卒中急性期,符合条件者,有的可以选择静脉溶栓治疗,有的甚至可以选择血管内治疗。
- 何时再启用抗血小板聚集药物?

- 不符合静脉溶栓条件的患者,哪些需要双联抗血小板聚集药物? 哪些只需要一种抗血小板聚集药物?
- 降脂药物早期剂量如何选择? 什么时候减量?
- 合并心房颤动的患者,什么时候开始使用抗凝药物?
- 脑卒中急性期的血压,为什么不能降太低?
- 什么时候开始降血压合适?
- 脑卒中急性期的血糖需要达到什么数值?

以上问题,请交给医生解决。

重点要记

治疗上的细节问题很多,不是一两句话就能说明白的。查询网络如果有用的话,还要医生做什么。所以,得了脑梗死,是需要住院的,请选择神经内科规范治疗。

患者笔记

(1)脑梗死后,大部分患者会留下不同程度的后遗症;

(2)住院的目的除了密切监测病情变化外,还需要查找脑梗死的原因,进行针对性治疗;

(3)脑梗死的住院科室是神经内科。

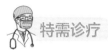 特需诊疗

（1）脑梗死住院的目的主要有哪些？（多选题）

　　A. 监测病情发展

　　B. 查找发病原因

　　C. 体检

　　D. 指导后续治疗

（2）脑梗死患者应该住哪个科室？（单选题）

　　A. 精神科

　　B. 神经内科

答案：（1）ABD；（2）B

10.那些脑梗后停药的人,后来怎样了

情景回放

　　王大爷脑梗死1年多了,肢体力量恢复得越来越好。但是,每天坚持吃药,王大爷有点嫌麻烦,于是就问医生,现在病情挺稳定的,可以停药吗?

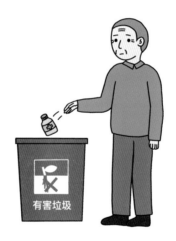

答疑解惑

脑梗后,需要一直吃药吗?

 我脑梗后恢复挺好的,可以停药吗?

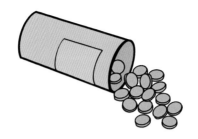

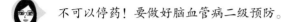 不可以停药！要做好脑血管病二级预防。

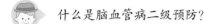 什么是脑血管病二级预防？

脑血管病二级预防是针对发生过脑卒中或短暂性脑缺血发作的患者,通过寻找脑卒中事件发生的原因,对所有可干预的危险因素进行治疗,从而达到降低脑卒中复发危险性的目的。

啊?! 脑血管病还会复发啊?

脑梗死,是有可能复发的！一年复发率约为 17.7%。

有什么办法可以减少脑梗死的复发吗?

对危险因素进行控制。

科普常识

有哪些危险因素?

脑梗死复发危险因素包括:高血压、脂代谢异常、糖代谢异常和糖尿病、吸烟、睡眠呼吸暂停、高同型半胱氨酸血症等。

如何控制血压?

规律服用降压药物,降压药物的种类、剂量、目标值需要个

121

体化,与脑卒中特点也相关。

如何控制血脂?

对非心源性缺血性脑卒中或短暂性脑缺血发作患者,推荐长期服用他汀类药物。

有血脂控制的具体数值要求吗?

有证据表明,当 LDL-C 下降 ≥ 50% 或 LDL ≤ 1.8mmol/L 时,二级预防更有效。

可以长期口服他汀类药物吗? 出现副作用怎么办?

长期服用他汀类药物总体上是安全的,个别患者会有一定副作用。开始服用他汀类药物的 1 ~ 3 个月,部分患者会出现转氨酶的一过性升高,但持续升高的患者比例小于 1%。

出现转氨酶升高,我需要停用他汀类药物吗?

轻度的转氨酶升高,可继续服药观察。如果转氨酶升高超过正常值的 3 倍,或是出现以下症状,就应该立即就医检查:

- 皮肤变黄、眼白变黄
- 尿量减少或尿色加深
- 腹部不适、食欲不振
- 面部、唇部、舌头或喉咙肿胀

如何控制血糖?

降糖方案需要个体化,推荐糖化血红蛋白治疗目标为 < 7%。

如何控制睡眠呼吸暂停?

明确有睡眠呼吸暂停者,需积极治疗。

 什么是睡眠呼吸暂停综合征?

 每夜 7 小时睡眠过程中,呼吸暂停及低通气反复发作 30 次及以上。

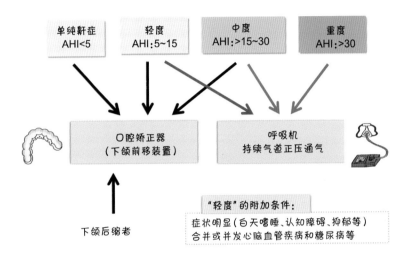

AHI:平均每小时呼吸暂停与低通气的次数之和。

 如何控制高同型半胱氨酸血症?

 补充叶酸、维生素 B_6、维生素 B_{12},可降低同型半胱氨酸水平。

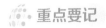 重点要记

 除了干预这些危险因素,为什么还要吃阿司匹林?

 属于"抗血小板药物",是脑卒中二级预防中必不可少的环节,包括阿司匹林、氯吡格雷、双嘧达莫、西洛他唑等。

研究显示,抗血小板治疗能显著降低既往伴有缺血性脑卒中或短暂性脑缺血发作患者严重血管事件的发生风险(非致命性心肌梗死、非致命性脑卒中和血管源性死亡)。

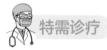 **患者笔记**

(1)脑梗死是会复发的,不可以擅自停药;
(2)要控制好脑梗死的危险因素。

特需诊疗

(1)常见的脑梗死危险因素有哪些?(多选题)

    A. 高血压

    B. 脂代谢异常

    C. 糖代谢异常和糖尿病

    D. 吸烟

    E. 睡眠呼吸暂停

    F. 高同型半胱氨酸血症

(2)糖化血红蛋白治疗目标值?(单选题)

    A. < 7.5%   B. < 7%

答案:(1)ABCDEF;(2)B

11. 抗血小板治疗、抗凝治疗,你分清了吗

情景回放

　　王大爷因为脑梗死住院了。在和同屋病友交流的过程中,王大爷发现,都是诊断"脑梗死",自己用的药物是"阿司匹林",病友用的却是"华法林"。于是上网查了查两者的差别,一个是抗血小板聚集药物,一个是抗凝药物。

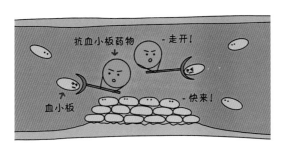

答疑解惑

抗凝和抗血小板怎么区分?

 抗凝、抗板、抗栓,都是什么意思啊?

 我们首先来看看什么是血栓。血栓,可以把它看作是血块,类似于吃火锅时的鸭血、猪血,是指血液里的一些成分发生了聚集(聚集的过程需要血小板和凝血因子的参与),然后形成团块,影响血液的流动,就形成了血栓。

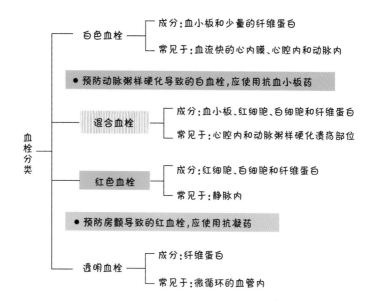

 什么是血小板?

 血小板是人体血液细胞的一种。它就像战士一样,当发现血管有损伤时,就会成群结队地聚集到血管破损处,用自己的身躯堵住破口。

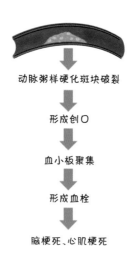

动脉系统形成的血栓,大多数以血小板为主要成分。所以血小板聚集在动脉系统的血栓形成中起关键性的作用。

 什么是凝血因子?

 凝血因子是存在于血液和人体组织中的一群参与血液凝固过程的因子。它们平时安静地待在血液里,当接收到血管受损的信号或血液里有异常成分时,就会被激活,一级一级不断扩大,形成一个大网,网住血小板、红细胞等成分,形成牢固的血栓。

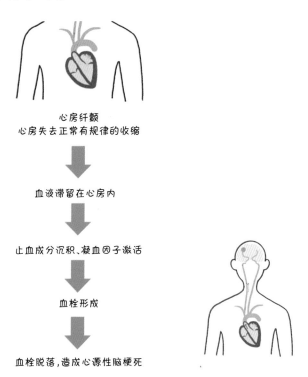

心房纤颤
心房失去正常有规律的收缩
↓
血液滞留在心房内
↓
止血成分沉积、凝血因子激活
↓
血栓形成
↓
血栓脱落,造成心源性脑梗死

静脉系统形成的血栓大多数以凝血酶为主要成分。所以凝血因子聚集在静脉系统的血栓形成中起关键性的作用,如下肢静脉血栓、静脉窦血栓、肺栓塞等。

血小板聚集和凝血因子被激活都是正常的止血过程，如果发生在错误的地方和错误的时间，就会带来麻烦。

 什么是抗血小板治疗？

 一些药物作用于血小板血栓形成过程中的不同阶段，阻止血小板聚集，达到抑制血栓形成的目的。

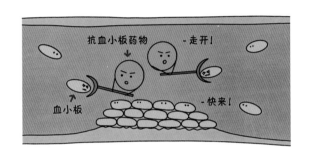

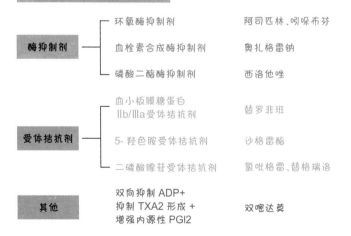

临床常见的抗血小板药物种类

酶抑制剂	环氧酶抑制剂	阿司匹林、吲哚布芬
	血栓素合成酶抑制剂	奥扎格雷钠
	磷酸二酯酶抑制剂	西洛他唑
受体拮抗剂	血小板膜糖蛋白 IIb/IIIa受体拮抗剂	替罗非班
	5-羟色胺受体拮抗剂	沙格雷酯
	二磷酸腺苷受体拮抗剂	氯吡格雷、替格瑞洛
其他	双向抑制 ADP+ 抑制 TXA2 形成 + 增强内源性 PGI2	双嘧达莫

科普常识

 抗血小板药物常用于:动脉粥样硬化性脑梗死,冠状动脉粥样硬化性心脏病,心血管、脑血管等支架术后等。

临床上最常见的口服抗血小板药物有阿司匹林和氯吡格雷。

 什么是抗凝治疗?

 通过一类干扰凝血因子、阻止血液凝固的药物,防止已形成的血栓延展扩大和新血栓的形成,但不能加速血栓的溶解。

抗凝药物常用于:

● 心源性脑梗死(如有心房纤颤)

● 急性心肌梗死

● 下肢静脉血栓

● 人工机械瓣膜置换术后

● 肺栓塞

● 弥散性血管内凝血等

临床常见的抗凝药物种类	
凝血酶直接抑制剂(DTI)/因子 IIa 抑制剂	达比加群酯、比伐卢定、阿加曲班、重组水蛭素
凝血酶间接抑制剂	肝素 低分子肝素
维生素 K 抑制剂	华法林
选择性 Xa 因子抑制剂/FXa 抑制剂	选择性 Xa 因子直接抑制剂: 利伐沙班、阿哌沙班、艾多沙班 选择性 Xa 因子间接抑制剂: 磺达肝癸钠
其他	舒洛地特

什么是溶栓治疗？

 溶栓治疗不是抑制血栓形成，是将已经形成的血栓溶解。常用的溶栓药物包括：重组组织型纤溶酶原激活剂、尿激酶、链激酶。

- 对新形成的血栓可能有效
- 对全身止血系统影响较大
- 存在出血风险

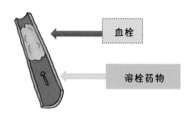

重点要记

 脑梗死应该抗血小板治疗还是抗凝治疗？

 具体治疗方案的选择，需要根据脑梗死的病因确定。

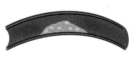

动脉粥样硬化斑块相关的脑梗死，选择抗血小板聚集治疗。

由于心房纤颤导致的脑梗死，选择抗凝治疗；抗凝治疗前，需要评估获益及出血风险。

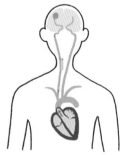

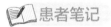 患者笔记

（1）不是所有的脑梗死都应该抗血小板治疗，有房颤的患者，评估风险后，需要抗凝治疗；

（2）溶栓治疗仅可用于新形成的血栓，有严格时间限制。

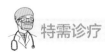 特需诊疗

（1）血栓的分类？（多选题）

    A. 白色血栓   B. 红色血栓

    C. 混合血栓   D. 透明血栓

    E. 灰色血栓

（2）血小板聚集在什么系统的血栓形成中起关键作用？（单选题）

    A. 静脉系统   B. 动脉系统

答案：（1）ABCD；（2）B